優雅的告別：
現代醫療對我們是恩惠還是折磨？

A Good Life to the End:
Taking control of our inevitable journey through ageing and death

---

（加護醫學教授）肯・修曼（Ken Hillman） 著　王念慈 譯

僅以此書，獻給所有
曾經出現在我人生中的患者和照護人員，
他們教會了我許多書本中學不到的東西。

各界推薦

每一個人，有一天一定會面臨死亡。差別只是在於，有些人在痛苦中離世，而有些人可以優雅告別。閱讀這本書，相信我們離優雅告別，就更近一點。誠摯推薦。

朱為民（台中榮總嘉義分院緩合療護病房主任）

直截了當閱讀衰老與死亡，誠實面對臨終、學習放手，才能優雅告別——

李玉嬋（國立臺北護理健康大學 人類發展與健康學院　院長）

這本書教人勇敢面對生命的自然歷程！值得一讀！

黃越綏（財團法人國際單親兒童文教基金會創辦人）

學會面對死亡才能懂得生命，但死亡猶如烈日令人不敢直視。

本書作者透過真實案例，讓我們提早思考要選擇什麼方式退離人生舞台。

蔡兆勳（台大醫院家庭醫學部主任、台灣安寧緩和醫學會理事長）

目次

CONTENTS

前言

有人警告過我，沒有人會想要讀一本繞著老化和死亡主題打轉的書，因為這樣的內容太過晦暗、令人抑鬱。然而，正視死亡這件事，其實可以讓我們更從容的面對它；我反倒覺得，等到自己變得體弱多病、垂垂老矣，心中卻還抱持著不切實際的想望才是更加令人抑鬱的處境。及早了解我們真實的健康狀態，不僅有助我們掌握自己的人生，還能讓我們適時做出相關的安排。

事先設想好自己面臨人生終點的原則，亦可免除家屬在這方面的負擔，否則在某些情況下（例如你腦部不幸受到重創，餘生注定都要仰賴他人照料），家屬恐怕就得被迫替你做出攸關生死的決定。面臨這類決定時家屬往往會陷入兩難，因為他們可能既不願意因放棄治療背上不肖親屬的罪名，也不願意同意治療而讓至親承受不必要的苦痛。簡而言之，不論最終家屬做出了哪一種決定，他們的心中或許都難逃罪惡感的折磨。

在討論這類主題時，有時候也會有人提出「永不放棄希望」之類的主張，說什麼諸如「倘若你不懷抱希望，又怎麼能奢求希望降臨」的老套說詞。老實說，這樣積極正面的想法並沒有什麼不對，但前提是這份希望必須合乎情理，不然不切實際的希冀根本毫無建設性可言。舉例來說，如果我們鼓勵大眾去「對抗」末期癌症，那麼萬一他們抗癌失敗，可能就會覺得自己是個「失敗者」。換而言之，儘管保持積極進取的態度很好，但盲目否定現實的情況，絕對無法讓你從中獲得任何好處。

在這本書裡，我就是要請大家學會用理性的悲觀，而非用虛妄的樂觀，去看待事情。坦白說，悲觀在當代並非是主流的看事情的角度。撇開永遠抱持樂觀主義的經濟學家不說，政客和媒體為了讓事實以比較賞心悅目的面貌呈現，大多會用樂觀以扭曲真相；就連醫學界也常以「報喜不報憂」的方式發表研究成果，加深大眾對醫療的錯誤期待。沒錯，我們看待事情的角度確實不必全然悲觀，但是在看待這些經過樂觀包裝的事物時，我們心中對它們仍要存有合理的懷疑。

許多西方國家的人，人生的最後幾天都是在加護病房（又稱ＩＣＵ）裡度過；而我這個加護醫學科醫師，主要服務的單位自然就是加護病房。若要回顧我和加護病房結下的緣分，得從一九八〇年代初說起。早年我在倫敦教學醫院執業，當時加護醫學背後所蘊藏的邏輯和科學能量就深深吸引了我的目光。那個時候在加護病房裡，我不但能應用各種機器測量和監測患者的生理指標，還可以利用機器延續患者的生命；在那裡，所有的生命彷彿都可以獲得一線生機。即使是今日，我仍然會因從死神手中搶下病人的性命感到歡欣，不過同時，我也學會欣賞善終的美好，理解讓患者在免於受苦、保有尊嚴的情況下離世，對認同這個理念的家屬是多麼大的寬慰。

基本上，在加護病房裡工作的日子，我幾乎天天都會聽到一起工作的同仁悄聲說：「以後請千萬別讓我受這種苦。」

我會開始關注「臨終」這個議題，是由於醫院和加護病房病人的族群不斷出現變化。過去送到加護病房的病人除了年齡層相對較低，他們身上危及性命的病症（如重度感染和創傷），在我們的專業協助下，往往也很有機會在各種繁複的手術過後，度過險境、重拾健康。反觀今天，加護病房裡照顧的病人，大多是心臟和神經動了大手術，需要仰賴維生機器輔助幾天，好從手術中恢復的高齡患者。我們幾乎是在不知不覺中，開始把這些患有老化疾病的高齡病人納為加護病房的照護對象。因為既然我們的機器可以將年輕的傷患從致命的疾病中救出，又有什麼理由不把它們應用在年長者身上？我們曾經想過，把年紀超過七十歲、心臟動了大手術的病人納入加護病房的照護對象，到底恰不恰當。但事實證明，把這些病患送入加護病房照料，可以大大提升他們的術後存活率。因此，我們又陸續把八十歲、九十歲的病人納入照護的對象，甚至我還曾照顧著幾位百歲人瑞級的病人。

年齡跟存活率並沒有絕對的關聯性，但是這當中有一項顯而易見的事實，過去我們一直忽略了。儘管現在許多被送入加護病房的年長病患，其病症（例如創傷和感染）和年紀較輕的病患相去不遠，且都是在重大手術後需要特別照護的病人，然而，與年輕病患不同的是，這些年長病患的預後狀況往往不是單純由這些病症的狀況所決定，而是由那些早就潛藏在他們體內的老化慢性病所主導，如冠狀動脈疾病、糖尿病、失智症和骨關節炎等。這些慢性病痛會讓身體器官全面的衰退，進而使年長者比較容易得到感染、癌症等疾病，甚至是增加了他們跌倒的機會。雖然目前為止，我們尚未把這些因素歸納成一套具體的評分標準，但上述的種種因素，的確都增加了年長患者在加護病房裡面臨的風險。漸漸地，在加護病房裡，我們越來越常用「衰弱症」（frailty）這類名詞形容這些年長者的狀態。事實上，最近我們才慢慢了解，這些年長者在住進醫院後，狀態之所以會每況愈下，完全是因為他們早已步入行將就木、壽命將盡的人生階段。認知到這一點很重要，因為這類病患需要的醫療處置和一般患者截然不同。我認為，與其讓這些患者把人生的最後幾天或是幾週，虛擲在加護病房裡，醫療人員倒不如用更真誠的態度去向病患及其家屬說明他們的健康狀態，讓他們也有機會自己決定度過人生最後一段路的方式。

這本書要說的老化和死亡，並不會如迪士尼童話那般美好，因為它既不會告訴你該如何長命百歲，也不會告訴你該如何治癒癌症或避免失智症找上門；相反的，我會透過文字直截了當地把老化如實呈現在你眼前，告訴你，老化和死亡之間有著多麼不容忽視的關聯性和必然性。一如得面對死亡，我們也必須理解和接受老化。我明白要你接受不熟悉的事情很難，所以這本書會盡可能讓你對它們有一定的認識。

書中我分享的故事，都是真人真事，只是為了保護當事人的隱私，病人姓名或是某部分的臨床細節有稍做更動。這些故事並非是什麼我個人的特別經歷，它們每天幾乎都會在世界各地的醫院裡輪番上演。實際上，醫院並不擅長處理生命即將燃盡的病人，因為它們本身的存在就是為了救治傷患，而非放棄傷患。因此，我絕不會對我的同儕做出任何批判，畢竟，我們醫師在受訓時被灌輸的觀念就是「竭盡所能的拯救性命」，而不是將死亡視為是一個理所當然、不可避免的人生階段。在我的職涯中，我一直覺得能和許多無私又有能力的醫師、護士和相關醫療人員共事，相當與有榮焉。他們不僅擁有處理身體特定病痛的專業技能，更總是對病人充滿關愛。

縱然如此，但從大面向來看，現在走向極致分工的醫療體制，卻讓我們慢慢失去了可以為病人把關整體健康狀況的「通才型醫師」；即便有部分家庭醫師仍會對醫院提供給患者的醫療照護心存疑慮，認為病人的整體狀況不適合這類醫療方式，可是面對大醫院裡的專科醫師和精密醫療科技，這些家庭醫師大多沒有那份為病人提出心中質疑的自信。另一方面，我們也需要強化大眾和社區對年長者的照護服務，如此一來，臨終的虛弱長者才有機會用自己想要的方式度過餘日。

一九五〇年代是我們從出生到離世的人生路上，跟醫學越來越密不可分的分界點。當時準備分娩的婦女會被送入醫院，在那裡她們只能全然聽從醫療人員的指示，然後在幾乎沒有任何止痛的情況下，緊張不安的張開雙腿，奮力生出腹中的嬰兒；待她們的嬰兒呱呱墜地後，護理人員立刻就會把嬰兒送入育嬰室，集中照料一大群的新生兒。至於孩子的爸爸，當時不只完全無法參與自己太太分娩的過程，還僅能偶爾隔著育嬰室的玻璃窗匆匆看自己的孩子一眼。

隨著時間推進，這些出生在戰後嬰兒潮的世代也開始生兒育女，同時親眼見證自己的雙親在醫院臨終前因為過度醫療蒙受的苦痛，遺憾的是，在這段過程中，不論是病人或是家屬，依舊很少向院方表達過自己的意見。此刻，這本書就是要號召大眾正視這個問題，並鼓勵大家挺身主宰自己走過人生最後一段路的方式。

第一章

我母親人生中的最後六個月

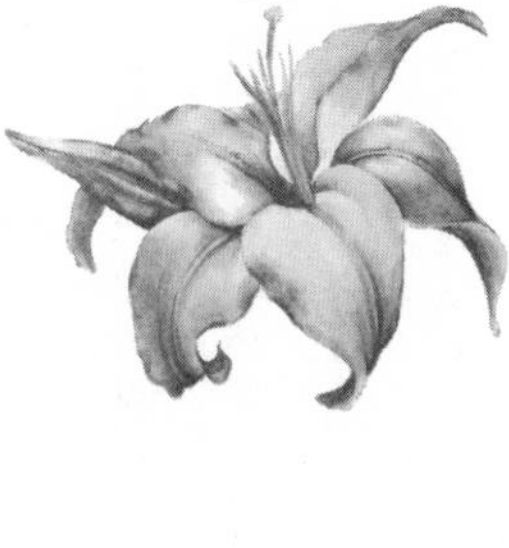

諾瓦克醫師是第二次世界大戰期間，被監禁在奧斯維辛集中營的猶太難民。在我祖父生病，壽命將盡的那幾年，他常常去探視我的祖父。後來有一天，諾瓦克醫師跟我祖父的妻子奈麗和他女兒（也就是我的母親）瑪格麗特表示，我的祖父來日無多。於是，一九五九年，我的祖父便在家中安詳地辭世。

這一切都發生得再自然不過，而且據我所知，我的祖父在臨終前並沒有受什麼苦。我記得家裡的大人當時有跟我和弟弟說，我們的祖父在自己的床上過世了。我想那大概是我第一次聽到有關「死亡」的字眼。那一天，祖父的房裡瀰漫著一股悲傷的氛圍，不少親友傷心垂淚，這樣的景象讓我和弟弟有點害怕，所以我們在裡頭沒待多久就跑了出來，不敢再踏進祖父的房裡一步。我沒參加祖父的葬禮，因為那時候不會讓小孩子出席這類活動；但我仍記得守靈期間，那一張張勇敢面對死亡，細細講述我祖父生前趣事的堅毅面孔。

當時，大部分孩子的祖父都是在家裡嚥下最後一口氣的，而且臨終前的醫療服務通常都由到府訪視的家庭醫師一肩扛起。可別小看家庭醫師的診療包，它可是麻雀雖小五臟俱全，能提供不亞於醫院的專業診療服務。舉凡聽診器、叩診槌、溫度計、血壓機，還有檢查耳朵和眼睛專用的耳鏡和眼底鏡等醫院常見的診療器具，都會出現在家庭醫師的隨行診療包裡。雖然醫院具有立即為病人進行基本病理學和X光檢查的優勢，但家庭醫師其實也具備執行這些檢查的能力和權限。

除此之外，許多管制用藥，例如抗生素、鎮靜劑和止痛藥，家庭醫師亦可依病人的狀況開立。若真要說家庭醫師在行醫上有什麼限制，大概就是他們無法執行少數比較具危險性的手術，因為這類手術的麻醉風險比較高，所以通常必須在醫院裡由護士或駐院醫師操刀。話雖如此，某些小手術還是難不倒家庭醫師，我記得當初我的家庭醫師就是用乙醚麻醉我，替我摘除扁桃腺的。

直到一九六〇年代，醫療分工才開始出現了轉變。醫界人士開始把人體分為許多大項，分門別類的列出了諸如神經科、心臟科、腸胃科甚至是外科等專業科別。於是乎，想要看到一位外科醫師在一個上午包辦腹、胸和骨等跨科別手術的景象，變得越來越難。麻醉在此時也成了一門獨立的專業科別，執行這項業務的醫療人員皆必須接受跟手術人員一樣嚴謹的訓練。隨著麻醉技術的成熟，連帶將許多高難度手術的安全性提升到了另一個更高的境界；再加上醫院紛紛設立加護病房，患者在大手術後的復原力更是直線上升。在這個講求分工的年代，醫院裡的科別漸漸分得越來越細，出現了許多以前沒有見過的醫療科別，例如免疫科、腫瘤科、老年病學、安寧照護和侵入性放射科等等。

當然，這時候拜精密醫療影像設備陸續問世之賜，醫療人員找出患者病灶的準確度也大大提升。

這些發生在醫院之中的分工狀況，沒多久，就讓家庭醫師和急症醫院之間提供的服務產生了一道鴻溝。轉眼間，院方開始以全方位的健康照護者自居，主打醫院不再是提供你休養空間的地方，而是讓你變得更健康或是遠離病痛的地方。光是從電影對白，就能讓你感受到當時民眾對醫療觀念的轉變。以往電影場景裡，如果有人當街受傷或突然倒地不起，路人肯定會大喊：「快，打電話請醫生！」不過，後來出現這個場景時，路人都會大喊：「快，打電話叫救護車！」

就在醫療技術爆發的十到二十年後，我才成為加護醫學科醫師，當時的加護醫學仍在發展初期的階段。後來我在倫敦擔任加護醫學科的主任，那段日子真是讓我有種飄飄然的感覺。有了維生機器和強效藥物當我的左右手，我覺得自己的專業彷彿為延續生命帶來了無窮的可能性。加護醫學是高難度手術不可或缺的幫手，因為這些病人術後通常非常虛弱，無法直接在普通病房休養；另外，在加護醫學的輔助之下，我們也可以讓其他病人在生理狀態自行好轉前，或是治療發生效力前，保有一定的活力。

我在倫敦的時候，加護病房裡只有六張病床，時至今日，我任職的加護病房裡卻有四十張病床，而且每天每位患者至少要為此付出四千澳幣的費用。別以為這段時間加護病房裡增加的只是病床張數，其實，它收治的患者年齡層也年長不少。現在加護病房裡舉目所及，絕大多數的病人早已年過六十，很多甚至還已經高齡八、九十歲，只剩下幾天或是幾週的時間，就要走到人生的盡頭。

我的母親，瑪格麗特・修曼，在高齡八十三歲時，因為髖關節骨折的問題不得不住進養護院。本來，她還打算在家裡自行休養，但在髖關節骨折過的情況下，這對她來說根本是天方夜譚，所以才在家裡休養一天她就放棄了。院方替她安排了一間專門照護年長者的養護院，她心中明白，自己絕對不可能住得慣那裡，但她別無選擇。

我的母親一直到臨終前幾天，神智狀態都很清晰。不過，自從住進養護院後，她對其他年長者都沒有什麼好臉色，因為她總是覺得要不是她的身體出了狀況，她一定還是可以過著「正常」的人生，「正常」料理生活中的大小事。

我母親人生中的最後六個月，總共在多家醫院進出了二十二次，而這一切恐怕都是她在髖關節手術時植入的導尿管使然。塑膠製的導尿管對身體來說本來就是個外來物，當它穿透人體表面的第一道防線—皮膚，植入膀胱或是靜脈時，通常會讓患者出現感染的狀況，尤其年紀越長，越免不了這樣的狀況。因此，我母親在髖關節手術後，就不幸多次因膀胱感染入院治療。

坦白說，這類感染在治療上並不困難。如果是二十歲的年輕人尿道感染，醫生只需要開一些抗生素，再叮囑他們好好休息一天，他們的尿道感染很快就會藥到病除。只不過，對年長者而言，尿道感染卻可能致命，醫師在治療他們的時候，不僅要開立抗生素，往往還需要視情況替他們注射靜脈輸液或強效藥物，以保持他們血壓的穩定，假如情況不樂觀的話，還必須將他們送入加護病房照護。

除了膀胱反覆感染，我母親還有許多髖關節骨折後衍生出的問題。譬如，當時她的脊椎骨也有出現一些小裂痕，為了減緩疼痛，她必須定期靠痲藥來止痛；為了控制她的血壓、膽固醇和改善心悸狀況，她必須服用大量藥物並裝設心律調節器。

如此看來，我母親在臨終前，並沒有辦法像她父親那樣有尊嚴又安詳地面對死亡。儘管這段時間醫療人員有減輕她身體的疼痛，但她的行動力依舊不斷下降，最後她甚至無法自己走到餐廳吃飯。沉重的孤寂感籠罩著我的母親，她開始愁容滿面，不想再為了這些病痛去醫院。

這段期間，我一直以兒子的身分陪在我母親身邊，放下了醫生的角色，因為我不想去干預我母親做出的任何決定。終於，就在我母親進出醫院多次後，有一位曾數次關照我母親的醫師告訴我們，我母親的人生其實已經快走到終點了，現在的情況如果再對她做任何治療，都只會徒增她的苦難，對她的健康並不會有太大的實質幫助。他說，是時候該放手讓她走了。

那是我母親最後一次住院，當天晚上我的女兒艾蜜莉有去病房看看她，隔天一早則換我去探視她。當時我母親因為止痛劑的關係，整個人昏昏沉沉的，但是她的神智依舊相當清楚。接著，就在我探視完她的第二天，我母親便安詳地與世長辭。

倘若你問我，是什麼原因讓我母親的人生謝幕？我會說，高齡。不過，現在死亡證明書上的死亡原因可不允許你單單以「高齡」一個籠統的字眼帶過，你必須列出具體導致死者死亡的原因。換句話說，如果要填寫我母親的死亡原因，你必須先從我母親臨終時的眾多病痛中沙盤推演一番，看看究竟是哪一個病痛成為奪走我母親生命力的最後那根稻草。一般來說，死亡證明書上常被列為主要死因的是「心臟衰竭」，因為我們死亡時心臟必會停止跳動；這個原因同樣也是老年人最常見的死因，因為就在我們年華老去、身體漸衰之際，生命力也會隨著漸弱的心搏慢慢消逝。

※

「肯，我到底是有什麼問題？」我的母親在人生中的最後六個月，總是不斷地問我這句話。

看醫生是為了「對症下藥」，我們每一個人都明白，每一位立志成為醫師的醫學生想必也都朝這個目標努力。在多數情況下，這個觀念並沒有什麼問題，因為到醫院就診的確可以讓一個年輕力壯的人，從偶發性的單一健康狀況中康復。遺憾的是，凡事總有例外，而這個例外尤其常發生在老人家身上，我母親就是一例；由於他們的人生本來就已經接近終點，在這個狀態下，不論醫師的醫術再高超、藥物的效力再強大，基本上都無法挽回他們的健康狀態。我這麼說，不是要大家對這些老人家的病痛置之不理，而是想要大家以其他更符合他們生理狀態的方式，幫助他們度過這段衰老的歲月。首先，我們必須認清的第一件事就是：誠實面對現代醫學並非無所不能的事實。有了這層認知之後，我們才可以著手為他們做其他真正有益他們生活品質的事情，比方說，增進這些老人家和親朋好友之間的連結，讓親友可以發揮照護者的角色；或是提供他們實質的輔助，例如確保他們居家的整潔、協助他們洗澡和活動，以及為他們準備三餐等等。發現了嗎？這一切有益他們生活品質的事都無關醫療。

面對人生即將落幕的年長病患，與其硬是要把他們身上每一個因老化引起的病症安上一個醫學名詞，倒不如學著從病人的角度去看待他們的健康狀況。「衰弱症」(frailty)就是從這個概念衍生出的一個醫學專有名詞，醫界人士現在常用它來統稱與老化相關的徵象。目前醫學界有許多套針對「衰弱症」設計的評分標準，儘管它們的內容略有差異，但實際上都是在描述年齡對身體狀態的影響，只是切入的面向不同罷了。整體來說，每套評分標準都會將步態、走路速度、活動自主力和生活自理能力等納為評分的項目。稍後在第十一章，我還會更詳盡地向各位介紹關於「衰弱症」這個概念。

放眼去看當前的醫療狀態，你會發現，現在年長者人生的最後一段路之所以會走得如此艱辛，醫生占了很大一部分的因素。誠如前面所說，醫生大多肩負著讓病人恢復健康的使命，承認衰老和死亡在人生中的必然性不是他們行醫的原則，所以他們大多會盡可能用現有的醫療手段為患者治療，即使這些現代醫學對年長患者的幫助不大。另一方面，鮮少有醫師能夠坦然跟病患談論他們不太樂觀的預後狀況，並讓他們自己決定人生的最後幾個月該怎麼過；就算真的有醫師這麼做了，患者也願意豁達面對這個人生階段，但是目前能應用在社區照護上的經費卻相當拮据。為什麼呢？因為大多數的公衛經費都花在醫院的公共建設和精密儀器上。不可否認，這些儀器確實在臨床上創造了不少醫療奇蹟，但對年長者來說，它們卻經常迫使他們僅能苟延殘喘的活在這個世界上。

社會在變，大眾對醫學的觀念也需要與時俱進。因此接下來，我們要討論的，不再只是醫療該做的事，更要談談它不該做的事。

第二章

衰老是人生必經之途

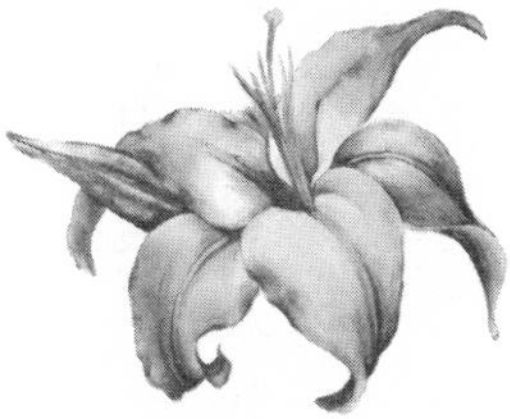

事實上，隨著年歲越長，我越欣賞自己的缺陷。

——智利小說家 伊莎貝爾．阿言德（Isabelle Allende），
《阿爾瑪與日本情人》（*The Japanese Lover*）

根據世界衛生組織（World Health Organization）發布的各項定義來看，年過六十或六十五歲的人，就會被歸類為老年人或高齡者，但這個代表老年人門檻的數字，並沒有任何科學依據。

老化到底是怎麼一回事？雖然我們可以靠保養品、飲食和手術遮掩老化在外貌上留下的痕跡，可是我們內在的生理時鐘並不會因為這些動作而停止轉動。老化的徵兆代表生物內建的程式發出了停工的訊號，它會讓我們體內的各項網絡開始逐漸罷工，例如神經、內分泌和免疫系統等。另外，隨著年齡增長，我們體內微小的DNA轉錄錯誤也會越來越多。這些微小的DNA轉錄錯誤，雖不至於一下子大幅改變我們少數幾條基因的表現，但在我們漫長的一生中，它們卻會一點一滴改變我們許多基因的表現。這個過程

跟遺傳基因有關，所以個體之間存有高度的變異性。「變異性」（variable）這個字眼給了我們無限的希望，甚至就連抗老化面霜和肉毒桿菌的吸引力都比不上它。因為正是這個變異性讓有些人早早就雞皮鶴髮、老態龍鍾；有些人則能青春常駐、保持凍齡。不過，縱然衰老是人生必經之途，但我們還是能夠透過一些額外的努力，確保自己不會提前走到這條路的終點，像是避免濫用藥物、不良飲食和缺乏運動等。

在你的一生中，你會先經歷成長的過程，然後才會到達成熟的階段，最後整體的狀態便會逐漸由盛轉衰，進入所謂的老化。基本上，老化在生物學上沒有什麼意義。因為你出生就是為了長大成人，把基因傳承給下一代，所以在完成這項任務後，你就可以在成為家族或部落的包袱前死去。老化是一種基礎的生物過程，是一種來自細胞凋亡（apoptosis）或程序性細胞死亡（programmed cell death）的結果。至於細胞凋亡的機制，第五章我們會再加以介紹。

一旦細胞進入老化狀態，它們的生長就會開始遲滯，而且這個狀態永遠都不可能逆轉。老化的細胞除了外觀會出現變化，它們的DNA和染色體也會有所轉變。端粒（telomere）是染色體末端的一小段DNA序列，具有確保DNA複製過程完整進行、避免突變發生的作用。只不過端粒是一種會隨著細胞分裂越變越短的DNA片段，如果想要保護這一小段的DNA序列在複製過程中不會消失，需要靠端粒酶（telomere reverse transcriptase，TERT）的幫忙；否則我們年紀漸長，端粒被消耗殆盡，染色體的長度也會跟著慢慢縮水。換句話說，正常情況下，我們的年紀越大，細胞分裂的次數越多，染色體上的端粒就會損失越多。有時候我們會把這種因為細胞分裂造成的老化現象稱之為複製性老化（replicative senescence）。由於端粒的長度有限，所以一旦你的細胞分裂到某個程度，其細胞的狀態也會不可避免地走向老化，無法正常的複製、運作，並由內而外，影響到你的生理功能和外貌，讓你的狀態由盛轉衰，出現老態。

皮膚是一窺老化的好對象。澳洲資深媒體人暨翻譯家克里夫．詹姆士（Clive James）就認為，手肘後側肌膚的皺紋，是人體老化的第一個徵兆。

皮膚覆蓋了我們身體的表面，對人體有諸多幫助，例如調控體溫、保持體液和電解質的平衡等；另外，皮膚裡還分布許多神經網絡，與我們的溫覺、痛覺和觸覺息息相關。皮膚主要是由三大皮層組成，分別是：表皮層（epidermis layer，皮膚細胞和色素位處此層）、真皮層（dermis layer，血管、神經、毛囊和油脂腺位處此層）和最深層的皮下組織層（subcutaneous layer，汗腺、血管和脂肪位處此層）。三大皮層裡亦各自含有各類結締組織，例如提供皮膚支撐力的膠原蛋白（collagen），以及彈性的彈力蛋白纖維

（elastin fiber）等。

年紀越來越大，表皮層的厚度會越變越薄，位在此皮層裡的黑色素細胞或色素細胞數量也會越來越少，只不過這些細胞在數量變少的同時，體積卻會越變越大。因此，當我們皮膚的狀態因為年長變得越來越薄透、蒼白時，通常會浮現一塊塊俗稱「肝斑」或「老人斑」的色素沉澱。我在二十五歲的時候，就曾經在自己的腳踝後側發現了一小顆代表初老症狀的色素沉澱，那時候我真是嚇壞了！

我們皮膚各層結締組織的彈性和強度，亦會跟著年歲的增長越變越差，這個現象在醫學上稱之為彈性組織變性（elastosis）。大量暴露在陽光下，更會增加彈性組織變性的機會，所以從事一輩子農務的農人，皮膚才常常有如皮革般堅韌粗糙。

歲月對皮膚的影響無所不在，它還會讓真皮層裡的血管變得脆弱、油脂腺的數量減少，使皮膚越來越容易出現瘀傷和乾燥的狀況；皮下層的脂肪變少、汗腺功能下降，更會讓你對冷熱的適應性越來越差，變得既畏寒又怕熱。除了上述的生理轉變，年齡也會讓你的皮膚長出贅瘤（skin tag）或疣（wart）的機率大大提升。再來，我們要看到另一項和我們皮膚狀態密不可分的因素——身體的含水量。我們剛從媽媽肚子裡出生時，全身有百分之八十都是由水組成，接下來，我們身體的含水量就會隨著年紀的增長遞減；

三十幾歲減至百分之六十，八十幾歲則減至百分之四十左右。這正是老奶奶和新生兒的皮膚狀態如此不同的原因。身體含水量的下降，同時意味著人從嬰幼兒到老年，對水的需求量逐步降低，從生存的角度來看，這一點可能算是老化帶來的少數優勢之一，因為它可以讓我們不會像新生兒那樣容易陷入脫水的險境。

皮膚老化的第一個徵兆通常是不再光滑、出現皺紋，這是很正常的現象，因為我們身體裡的膠原蛋白和彈力蛋白本來就會不斷因年紀流失。再者，某些生活中的因素也會加速皺紋的生成，例如反覆性的肌肉活動（眼周的細紋大多是如此生成）、抽菸、曝曬、水分不足和變瘦等。肉毒桿菌就是透過癱瘓肌肉的活動力，達到撫平臉上皺紋的效果；避免抽菸和直接曝曬在陽光下的舉動，同樣具有減少皺紋出現的機會。然而，就算保養品和手術可以暫時性的撫平肌膚的老態，但它們依舊無法永久性的阻擋肌膚老化的趨勢。況且，保養品裡主打除皺功效的成分，鮮少能被皮膚吸收，尤其是膠原蛋白和血清等大型複合性分子，它們頂多會在你的皮膚表面停留一段時間，之後如果遇水，這些沾附在你皮膚表面的保養品就會跟著水流一塊流失，讓你買這些保養品的錢也全都付諸流水。

說完了皮膚，現在我們來談談你的頭髮。請記住一件事，頭髮是沒有生命的，所以它不需要任何額外的養分。不要被那些聲稱可以讓你的頭髮更有活力的美髮產品廣告迷惑，不管你的頭髮因為那些化學物質變得再有光澤、再有彈性，它都不會起死回生。我們的髮色是由毛囊製造的黑色素決定，隨著我們年紀越大，毛囊生成黑色素的量逐漸減少，頭髮也會轉為灰白。大多數人會在三十幾歲的時候悄悄長出幾綹白頭髮，確切的時間點則取決於每個人的基因。此時，除了染頭髮之外，大概沒有什麼辦法可以阻止頭髮轉白。

每一根頭髮的壽命約略是二到六年，確切的時間長短同樣取決於每個人的基因。基本上，年紀漸長，我們長髮的速度會慢慢跟不上落髮的速度，因為許多毛囊會停止運作，所以你會發現年紀大的人不僅髮色會越來越淡，髮量亦會日益稀疏。就生物學的角度來看，這些現象都很合理，因為年紀大表示傳宗接代的重責大任減輕，此刻你當然不必再保有那麼具有吸引力的外貌。除了頭髮，你臉上和身體上的毛髮量也會越變越少。至於身上僅存的其他毛髮則會越變越粗糙，在女生長在下巴和嘴唇附近，以及男生長在眉毛、耳朵和鼻子附近的毛髮上，最容易發現這一項轉變。

而年歲增長，指甲生長的速度不僅會變慢，甲面還會變得黯淡無光、容易脆裂。有些人的指甲甚至還會出現泛黃，毫不透亮的狀況。

比起前面說的皮膚、頭髮和指甲，腎臟老化對人體的影響可就大多了。我們出生的時候，腎臟大約只有五十公克，一直到我們四十歲的時候，腎臟的重量才會來到約四百公克的巔峰，之後如果你能活到九十歲，它的重量又會慢慢縮減至三百公克左右。腎臟裡有數百萬個腎絲球（glomeruli），它們就像是一顆顆小小的過濾器，能為身體過濾掉許多廢物，例如肌酸酐（creatinine）、酸、尿素等；另一方面它們也可以精準調控體內鈉和鉀等電解質的平衡。腎臟過濾廢物的能力會在我們二十幾歲的時候開始走下坡，此時腎臟的腎絲球數量不但會減少，剩餘的腎絲球也會因為腎臟的過濾功能減弱，受到損害。如果你活到八十歲，你腎臟裡的腎絲球數量大約會減少至全盛時期的一半。當然腎臟老化的過程裡，供給腎絲球養分的血管變硬，也會連帶讓腎臟的功能大大受損。

腎臟過濾出來的廢物，會以尿液的形式，由左右兩顆腎臟的輸尿管匯入膀胱。年紀越大，膀胱的延展性慢慢變差，會使得膀胱的儲尿能力不如從前，所以年長者晚上因尿意從睡夢中醒來的頻率相對變高。除了儲尿能力下降，我們控制膀胱縮放的肌肉，其肌力也會隨年紀減弱，讓我們比較容易出現漏尿或排尿不順的狀況。因此，男性年長時，即便沒有攝護腺肥大的問題，在膀胱老化的情況下，仍難逃排尿困難的折磨。（自由市場經濟的一大優勢就是能及時因應潮流需求，所以就在我注意到抗老化商機越來越蓬勃之際，亦發現目前市面上越來越多主打著能化解年長者「尷尬時刻」的成人護墊產品也問世了。）

肝臟是人體重要的器官，身兼多重角色，舉凡製造膽汁、合成具備特殊功能的蛋白（例如凝血蛋白）、儲存能量、製造和分派多種人體必需營養素、化解體內有毒的化學物質，以及代謝酒精和其他我們在老化過程中可能使用的藥物等工作，皆由肝臟一手包辦。除了大腦，在加護病房裡，肝臟大概是唯一無法以其他儀器輔助的器官，即它無法像腎臟那樣還有辦法靠透析儀來輔助功能上的缺損。

那麼我們老的時候，肝臟會有什麼變化呢？從外觀來說，肝臟的體積會變小，顏色則會轉褐，呈現一般我們稱之為「褐色萎縮」（brown astrophy）的狀態，這當中它本身的功能當然也會出現諸多轉變。比方說，肝臟的膽汁分泌量會因老化逐年下降；如果年過六十，肝臟獲得的血液量更會僅剩原先的一半，大大局限了肝臟清理身體毒素的能力。年屆八十歲的時候，肝臟細胞的數量會減至你四十歲的一半，而且剩下的肝臟細胞大多老態畢露；九十歲的時後，肝臟的重量則會減至你三十歲的一半，而且大部分老化的肝臟細胞都會被脂肪組織取代。換句話說，到了這個時候，肝臟便如風中殘燭一般，很難再順利執行它份內的工作。還有一件事值得一提，那就是肝臟開始老化後，我們的酒量也會變差。由於分解酒精的酵素「酒精脫氫酶」（alcohol dehydrogenase）是由肝臟細胞製造，所以當肝臟細胞因老化而數量變少且停止更新後，你宿醉的情況只會越來越嚴重。不過我想，未來有些腦筋動得快的酒商，或許會在酒裡額外加些酒精脫氫酶，好讓你的酒量不減當年。只是這種做法對某些志在品酒的人來說，飲酒的樂趣大概會大打折扣；也許，未來酒商若想要搶下年長者的市場，製酒時需以低酒精又不減損酒香和滋味為目標，才是比較折衷、兼顧雙方需求的做法。

年紀大的時候，嗅覺系統也會跟著衰退。我們一般說到事業有成的熟男，腦中通常會浮現他們挺著啤酒肚，一邊抽著雪茄，一邊品嚐美酒佳餚的畫面。然而，事實上他們根本不可能如你所想像的那樣細細品味這些東西，因為到了他們那個歲數，他們的嗅覺和味覺早已大幅減退。再者，年紀大還會讓你有一口「大長牙」，這絕對不是因為你的牙齒長長了，而是因為你的牙齦萎縮造成的視覺效果。

除此之外，到了一定的年紀，你進食的能力也會全方位的下降，現在我們就從頭來看。首先是舌頭，它的肌力會減弱；再來是牙齒，如果那時候它們還在的話，它們咀嚼食物的效率肯定大不如前；接下來位在你嘴巴後部的吞嚥肌群，其協調度也會變差，讓你無法像以前那樣乾淨俐落的吞下口中的東西。此時食物準備從口腔進入咽部，年長者要面臨的老化挑戰當然還沒結束。由於有多達百分之四十的老年人，喪失了作嘔反射（gag reflux）的能力，所以即便食物沒有正確滑入消化道，例如卡在食道，他們也很難靠反射自行嘔出。另一方面，年長者位於食道和胃部之間的賁門肌力變弱，有時候也會導致他們出現胃食道逆流（gastro-oesophageal reflux disease，GORD）的狀況。因此，也難怪年紀大的人比較容易得到肺炎，因為他們把食物和液體吸入肺部的風險的確比常人高出不少。尤其是患有失智症的年長者，他們的進食能力會比一般年長者退化得更快，而且最終，他們往往就是死於肺炎。

別以為食物順利進入消化道就可以鬆一口氣，飯後血液湧入消化道，會讓你身上其他重要器官（例如心臟和大腦）一時間供血量不足，你很可能會因此血壓降低，甚至是出現餐後低血壓（post-prandial hypotension）的症狀，開始感到頭暈目眩，或是暈厥跌倒等。

年紀大了，腸道神經的敏感度也會下降，變得比較沒有效率。換句話說，年長者的腸道蠕動速度會變慢，連帶讓便祕的發生率大增。在加護病房裡，年長者因為脹氣，腹部鼓脹的情景並不罕見；老化造成的腸道蠕動變慢固然占了一部分的因素，但這些患者長期臥病在床恐怕才是主因。如果你曾經試過仰躺在床上放屁，就會發現在完全不移動身體的情況下，要讓你體內的氣體從肛門排出非常困難，因為此刻你的肛門會被你身體的重量沉沉壓在床面上，體內的氣體根本無法突破這層阻力排出。面對這類長期臥病在床，腹部又因脹氣鼓脹的老人家，醫護人員有時候會給予他們一些刺激腸道蠕動的藥物，並將他們的身體翻為側躺，然後稍微退離病床一步，靜待他們排出體內的氣體。

現在我們終於要看到了消化道的末端，不過若你位於腸道末端的直腸和肛門功能退化，它們對你生活帶來的困擾，可能會比上述的任何一項消化器官顯著。因為直腸和肛門肌力的下降，除了可能會讓你無法控制放屁的時機，還會讓你面臨大便失禁的窘境。

人生走到了這個階段，終點亦不遠矣。此時你大概會被老年性厭食症纏身，出現體重直直落，身形日益消瘦的狀況。導致老年性厭食症的因素很多，嗅覺和味覺下降、胃部結構改變和荷爾蒙分泌異常等，都會影響老人家對飽食感的感受。另外，老人家代謝能力趨緩以及整體活力狀態下降，不再需要如年輕那樣多的熱量，或許也是促成老人家食慾不振的原因。

除了皮膚會洩漏你的年齡外，體態也會。隨著年紀增長，骨頭的質量和密度皆會降低，讓骨頭的質地變得越來越脆，骨折的風險大增。尤其是女性和缺乏運動者，更是出現骨質疏鬆的高風險群。骨質流失會讓脊柱格外容易彎曲，或受到地心引力的壓縮，再加上脊椎骨各個關節間的空間變小和足弓趨於扁平等因素，通常年長者的身高都會縮水不少。不過，歲月對四肢的長度倒不會有太大的影響，所以在脊柱縮水的情況下，你常會發現老年人的手腳顯得特別修長。

事實上，不僅骨質，就連所有存在於骨頭之間的關節都會因年老退化。分泌關節潤滑液的能力減退正是關節退化的一大前兆，這將導致關節間軟骨互相摩擦的機率增加，進而衍生出更多關節方面的毛病。此外，我們體內的礦物質也可能因某些因素沉積在關節裡，影響關節的靈活度，尤其是肩關節的部分，所以有點年紀的人常會覺得肩膀卡卡的，甚至是一動就痛。有些耗損比較嚴重的關節，例如髖關節和膝關節，到了晚年則難逃置換成人工關節的命運。一般來說，年長者或多或少都會有關節發炎和僵硬的問題，至於患有骨關節炎和類風濕性關節炎的人，情況則會更為嚴重。僵硬的關節會為年長者的生活帶來許多不便，光是像下車和從椅子上站起來這類的簡單動作，可能都會讓年長者費盡力氣，尤其是早上剛睡醒，或是要從一個維持一段時間的姿勢變換到另一個姿勢時，他們更需要比較多的時間去改變姿態。

肌肉也逃不過歲月的考驗。常出現在年長者身上的肌少症（sarcopenia），即是一種肌肉纖維力量、體積和數量減退的退化性疾病。我自己把肌少症取了一個叫做「漢莎症候群」（Lufthansa syndrome）的暱稱，因為我是在某次搭乘漢莎航空的時候，初次意識到自己出現肌少症的症狀。當時我差不多五十歲，揹著一個沉重的背包，準備從地勤人員架設在機門的登機梯走下飛機，但我卻發現我的股四頭肌有點使不上力，必須扶著登機梯的扶手才有辦法順利走下飛機。自此之後，它的力量就越來越弱，於是我扶著樓梯上下行走的頻率越來越高，也越來越不常席地而坐，因為我已很難單靠雙腿的力量站起來。

雖然說每個人肌肉萎縮或流失的速度主要取決於基因，但是運動和體重控制其實對它的影響也不小。畢竟肌少症不僅會有肌肉纖維數量下降的狀況，肌肉的體積也會大為縮減。另一方面，脂褐素（lipofuscin，一種與老化有關的色素）和脂肪沉積在肌肉組織裡，亦會讓肌肉的組織越來越僵硬，張力越來越差。這就是為什麼我們偏好吃周齡小的雞肉，把老母雞都拿來煲湯的緣故。我們身上每一個部位流失肌肉的時機點都不太一樣，像手指肌肉流失的時間通常特別早，所以你常會發現上了年紀的人手指特別瘦長、骨感。另外，上臂肱三頭肌鬆垮後，便會成了女性最為厭惡的蝴蝶袖。

好，依照剛剛我們所說，大致可以讓你想像出自己老了之後的模樣：你的身形或許會變得比較矮、體態佝僂，髖部和膝蓋的關節則會因為喪失了伸直的能力，老是微微彎曲。不僅如此，你的脖子還可能再也挺不直，肩膀變窄，骨盆變寬；這樣的轉變會讓你身體的穩定性變得越來越不好，邁開的步伐越來越小，走路的速度也會日趨緩慢。肌肉的耐力和力量下降，更會讓你體力大不如前。皮膚不由自主抽動的狀況會越來越常見，有時候你還會覺得皮膚上有針刺之類的異樣感受。甚至如果沒有助行器或是輪椅的輔助，你可能根本無法走動。

隨著你身體的機能變得越來越差，你的平衡感也會出現問題，增加跌倒的風險。醫院在照護年長者時，都會特別評估這項風險，並盡可能避免這方面意外的發生。由於「住院病人的跌倒率」為醫院的績效指標之一，我就曾經待過一間醫院，因院方為了要提高績效，限制患者只能躺在床上。然而，這樣完全不讓患者在醫院活動的做法儘管降低了病人的跌倒率，但實質上卻反而更加速了患者肌肉和骨質流失的速度，讓他們的健康狀況每況愈下。

其他會增加跌倒風險的因素，或許也包括了視力受損。光線進入眼睛時，會先穿透角膜，再經過水晶體，讓水晶體把影像投射聚焦在眼球後側的視網膜上；這個呈現在視網膜上的影像才會被傳送到大腦後側的視神經，讓你「看到」眼前的景物。視覺的運作是由一套非常精妙的系統執行，要完美的運轉，裡頭的每一項配件缺一不可。

我第一次發現自己需要戴老花眼鏡看字，是某天晚上，坐在燈光昏暗的車子裡打算看地圖找路的時候。（老實說，我並不介意戴老花眼鏡，因為我覺得掛副眼鏡在鼻子上，能讓自己看起來更有威嚴！）在此之前，我就已經開始出現老花眼的症狀，比方說，我看字體比較小的字會很吃力，必須把文本拿遠一點，或是瞇起眼來才可以勉強看得清上面的字。不過，就在我在車上看著地圖的那一刻，我卻發現自己怎麼也無法看清上面的路名。老花眼一般是在四十歲開始出現，而到了這個歲數，視力通常還會陸續出現其他與老化有關的問題。譬如，你的水晶體，或許會因為不再能準確地把光線投射在視網膜上，讓你深受眩光之苦；又或者，你眼睛對色彩的辨別度可能會出現些許的變化。除此之外，你眼睛乾澀的狀況，在淚腺功能退化後，更可能越來越嚴重。

常見的老化眼睛疾病還有飛蚊症、白內障、青光眼和老年性黃斑部病變。這些疾病對視力的影響可大可小，以下就特別針對前兩項眼疾的成因稍做介紹，因為幾乎每一個老人都會歷經這兩項眼疾。首先是飛蚊症，隨著年紀漸增，我們眼球裡原本澄澈的玻璃體會因老化慢慢出現一些懸浮物，且這些懸浮物會隨著視野的轉動浮游，貌似蚊子在眼前飛舞，故得此名；至於白內障則是水晶體混濁、彈性變差所致，故患者常會有視線模糊，無法閱讀小字的困擾，所幸目前這項眼疾已經可以靠置換人工水晶體手術改善。

一個人的眼睛，還可以從最基本的外觀，透露出你青春不再的蛛絲馬跡，例如老年環（arcus senilis）。老年環是一圈長在角膜外圈的白色或灰色霧狀圓環，它通常是從角膜的六點鐘或是十二點鐘位置出現，接著慢慢沿著角膜的外圈蔓延成一圈。

視力並不是唯一受到年紀影響的感官，事實上，你所有的感官機能都會因時間變差，聽力也不例外。耳朵掌管了人體的兩項重大能力，一為聽力，一為平衡。聲音觸動你的鼓膜後，與你鼓膜相連的三小聽骨會將這股刺激經由一連串的神經網絡，向內傳送至與大腦相連的聽神經，形成所謂的聽覺。老化造成的聽力損失叫做「老年性重聽」（presbycusis），它會讓年長者比較聽不見高頻的聲音，以及喪失辨別聲音的能力，尤其是在背景聲音嘈雜的時候（我想這一點說明了為什麼我在餐廳或是派對上，越來越難輕鬆和別人對話的原因）。由此可知，我們千萬要記得，上了年紀後不要砸大錢添購昂貴的音響設備，因為那時候你根本聽不出來它和普通音響的音質到底有什麼細微的差異。

要把聲音轉變為神經可以接收的電波，必須仰賴毛細胞的幫忙，這些細小的構造就位在我們耳朵的內耳裡。聲波傳入耳道後，成千上萬的毛細胞就會抓住這些聲波，再把聲波轉變為神經訊號，讓神經將這些訊號傳遞給大腦，如此一來，你才可以聽到並進一步解讀這些聲音的意義。不過，由於毛細胞無法再生，所以一旦這些細小的毛細胞死亡或是受損，你的聽力就會下降。就跟人體的其他部位一樣，每一個人聽力喪失的情況主要還是跟基因有關，但某些外在的因素亦可能加快聽力退化的速度，例如反覆暴露在噪音、疾病或是藥物等危險因素之中。

說完了運作機制比較複雜精巧的視覺和聽覺後，現在我們來看看心臟和肺臟這種「大咖級」的重要器官，在老化後會出現什麼變化。我們身體所有細胞生存所需的氧氣和營養素，都是靠心臟和肺臟供給。心臟把血打到肺裡，讓血液在肺裡取得氧氣，然後再重新回到心臟，由心臟把這些含氧血打往全身。這段期間，這些含氧血會把氧氣釋放到流經的組織中，然後靜脈會再把釋放完氧氣的血液帶回心臟，讓心臟再次把血液打入肺臟，重新獲取氧氣。營養素則是會在血液從小腸和肝臟返回心臟的途中，一一被分送給有需要的細胞使用。打從娘胎開始，我們的血液就是這樣不斷在體內流轉，直到有一天你死了，心臟停止跳動，一切的循環才會宣告終止。

你的血液循環會隨年紀增長越來越差，有一小部分原因是與細胞相鄰的微血管管壁變厚有關。所有細胞和血液之間的氣體和營養素交換都是在微血管進行，也就是說，微血管管壁變厚的狀況會讓這兩者間的交換效率每況愈下，並降低血液循環的速度。儘管如此，但若真要歸咎起血液循環變差的主因，大多還是要算在動脈管壁變厚的頭上，尤其是主動脈。每一次心臟打出血液的壓力，主動脈都首當其衝，這也難怪在接連不斷的壓力攻勢下，主動脈多多少少會出現「硬化」的現象。主動脈和其他動脈管壁變厚、變硬，除了和管壁本身老化、失去彈性有關，膽固醇和鈣質沉積在管壁，更會加劇動脈硬化的速度；這整個過程又被稱為「動脈硬化」，它是正常老化的一部分，醫學界只是幫它取了一個醫學名詞。動脈硬化發生的時機點和發展程度主要取決於基因，其次才是如抽菸和飲食這類環境因素。

由於動脈會越變越硬，彈性會越來越差，所以要它們順應心臟每次跳動的壓力變化，調整管徑大小一定會變得難上加難。因此，在動脈硬化的情況下，心臟如果要順利把心臟裡的血液打出去，只得更大力的跳動，藉以提升打出血液的壓力。抽菸特別容易加速動脈硬化，讓血壓上升。吸菸者的動脈不僅會變硬，管徑也會變窄，造成血流量不足，這種情況尤其容易發生在腿部，嚴重的話甚至必須截肢。

不管你再怎麼養生，年紀大了，動脈的管壁一定會變厚，心臟也不得不花更大的力氣打出血液，致使血壓日益升高。久而久之，腎臟、大腦和眼睛勢必都會因為血壓過高，出現狀況。許多年長者為了預防或延緩高血壓在健康上造成的其他副作用，例如中風、心臟或腎臟功能損壞等，會服用降血壓的藥物，但此舉一不小心就可能讓老年人顧此失彼，增加他們跌倒的風險。如剛剛所說，不管我們日子過得再養生，只要年紀大了，血管一定會變硬，所以年長者血壓上升其實有其必要性，否則他們每次站起來的時候，可能都會因血液打不到大腦而感到頭暈目眩，甚至摔倒。

心臟為什麼會因為血壓上升而受到損害呢？這是因為血管硬化讓心臟打出血液的阻力上升，為了確保血液可以順利抵達末端的組織或器官，心臟只得更大力的跳動。一開始心肌會因為這個代償作用變大，出現所謂心臟肥大的狀況，然後等到心臟再也無法負荷超載的壓力時，其功能就會慢慢走向衰竭，呈現既無法有效收縮打出血液，也無法徹底放鬆讓血液回填的狀態。此時，年長者與死神之間的距離也越來越近。

心臟衰竭的症狀包括：呼吸短促、雙腿浮腫、倦怠感揮之不去和運動能力下降等。當然，血管除了會因老化變硬、變窄外，膽固醇過高、糖尿病和血栓等也是風險因素，心臟在這些條件的迫害下，不僅功能會日漸受損，心肌梗塞的機會亦會大增。

另一方面，心臟本身的一些狀況也會影響整個血液循環系統運作的流暢度。比方說，如果心臟因某些因素產生疤痕組織，就會影響控制心臟搏動規律的神經傳導系統，甚至讓鈣質特別容易沉積在心臟瓣膜，尤其是主動脈瓣。主動脈瓣狹窄症是常見的老年性疾病，嚴重時還需要開刀治療。

基本上，上述的不少心血管病症，都是老化造成的不可逆結果，所以這些病症很難藥到病除，只能不斷靠醫療手段控制病情。因此，對當代醫學和製藥產業來說，心臟老化這個領域蘊藏了龐大的經濟效益。過去治療因冠狀動脈阻塞導致的心臟功能衰竭，只能進行冠狀動脈手術來清除栓塞，但現在越來越多心臟科醫師會選擇以一系列侵入性比較低且安全的治療方式，改善動脈阻塞的狀況。舉凡開立阿斯匹靈或其他高價的抗凝血劑預防或延緩動脈阻塞，裝設心臟節律器以保持心臟規律跳動，或是使用藥物控制血壓、心律不整和膽固醇等，都是當前醫師處理心血管病症的常見做法。

相較於心臟、皮膚、骨頭、肌肉、關節和大腦的老化，心血管循環中的另一個主角肺臟，其老化會出現什麼變化，大多數人都沒什麼概念。或許這是因為，肺臟的存在感往往要到我們臨終之際才會顯現出來。其實，肺臟就跟我們身上的其他器官一樣，它的功能在我們二十幾歲時達巔峰，接著狀態就每況愈下。肺臟功能衰退會讓我們的呼吸效率變差，咳嗽力道變弱，進而增加呼吸道分泌物積累在肺臟和肺臟感染的風險。肺炎素有「老年人之友」的封號，因為和其他常見的老人死因相比，它對年長者造成的苦痛比較輕，能讓他們用比較溫和的方式離開人世。

肺臟的存在感之所以要在人生走到終點之際才會特別凸顯，是因為此刻瀕死者已經油盡燈枯，不僅沒有力氣咳出呼吸道裡的痰液，肺臟更可能因心臟衰竭積水，使他們的喉頭老是因呼吸不順或是卡痰發出喘鳴聲。整體來說，肺臟對抗感染的本錢，與胸腔的骨骼和肌肉的力量呈正相關。

老化會讓胸腔骨骼變得比較細瘦、僵硬，胸腔附近幫助肺臟吸吐氣體的肌力減弱（尤其是橫膈肌），再加上前幾頁說過，脊椎骨的伸展性同樣會因年紀大而變差，種種因素都會讓肺臟擴張的空間受到壓縮，讓你的呼吸變得越來越短促、容易疲倦，並降低你運動的能力。

肺臟裡的組織構造也會因為年紀大出現轉變。老年性肺氣腫（senile emphysema）就是氣體在肺臟裡交換的場所——肺泡，在歲月的耗損下，擴散的彈性下降所致；隨著肺實質（lung parenchyma）之間的結構日益退化，對肺泡的支持力越來越差，長者肺氣腫的症狀也會越來越嚴重，連帶讓肺臟更加難以逃離感染的命運。

肺臟機能的衰退，還意味著你不再能跟年輕時一樣大口呼吸，因此你會發現自己越來越難一口氣吹熄每年的生日蠟燭。大多數的人年屆八十時，其肺臟的機能僅剩二十歲時的百分之三十。不過在此還是要老話重提，肺臟衰退的速率同樣因人而異，除了主要的先天基因因素外，吸菸等外在環境因素亦會加劇退化的速度。許多老菸槍到了八十歲，甚至難以吸一口足夠的氣，並讓自己可從椅子上站起來，落得只能鎮日窩在椅子上的下場。

我們聲音的表現跟肺臟的性能密不可分。隨著肺臟機能減弱，氣流無法再強而有力的振動聲帶，我們聲音的力度便會逐漸減弱；而且這個現象還會因為喉部肌力變差越來越嚴重，使我們的音域越來越窄、音調越來越尖細。

最後，我們來談談「性」，性行為是我們討論生殖方面的老化時，一定要提及的部分，因為這本來就是生殖器官最主要的功用。不過「性福」並非全權由生殖器官主宰，神經、荷爾蒙、心理和社交等因素都會左右性事的進行。基於男女生殖構造的不同，接下來我們會分別從男女兩個方向去介紹生殖系統在老化時出現的轉變。

首先，我們要知道不管男女，隨著年紀的增長，兩者在性慾、性能力和行房次數上的表現都會衰減，而且依個人整體健康和社交狀態的不同，衰退的程度也會不太一樣。

就解剖學的角度來看，女性生殖器官在老化時，外觀會出現下列變化：陰道變短、變窄，陰道壁變薄，陰蒂萎縮，陰道在性交時分泌的潤滑液可能也會減少。年過四十的女性不管性生活有多麼精彩，到了這個歲數通常都不太容易受孕，就算想要將卵子取出做試管嬰兒，此時，她們的卵子恐怕也衰老到不太適合進行體外人工受孕。

絕大多數男性年紀大時，攝護腺或多或少都會出現一些狀況，甚至是癌變，讓男性的性能力欲振乏力。六十五歲的男性中，大約有五分之一會因攝護腺問題出現勃起硬度變差、射精量變少等現象。許多老化因素也會削減「性福」，譬如關節炎、肌力下降、失智、用藥和其他疾病等等。當然，人際關係、文化背景和心理狀態等，對這方面也有更為複雜和深遠的影響。

※

正如我在本章一開頭說的，老化在生物學上並沒有什麼特別意義。從演化的觀點來看，我們一出生就是為了長大成人，把基因傳承給下一代，所以在完成這項任務後，我們的一生也就可以結束；這就跟鮭魚逆流產卵有異曲同工之妙，牠們在體能最巔峰之際回游到產卵地產下魚卵，然後沒多久便會死去。人類的體能狀態一般來說是在二十幾歲達到巔峰期，這一點你可以在絕大多數的運動員身上得到印證，然後到三十五歲前後，我們在體能方面的競爭力就會開始明顯走下坡。

古云：「盛極必衰。」若把此概念套用在人體狀態的轉變上，就表示我們其實在二十幾歲達到體能巔峰後，整體狀態就開始慢慢由盛轉衰，比較容易受到病痛和各種外力因素的傷害。然而，拜現代醫療和公共衛生的進步所賜，現在我們往往能順利度過中年，步入晚年；也就是因為如此，現在我才會在加護病房裡看到越來越多人，在人生的最後一段時間裡都必須和維生機器形影不離。如果你從梯子上摔下來，或是泌尿道感染了，能藉由加護醫療即時緩解你正面臨的生命威脅，我當然樂此不疲。可是每當我接到醫療同仁的電話，聽到他們對我說：「我手上有一個患者需要你的幫忙。他九十五歲，身體狀況『硬朗』。」心裡不免都會覺得有些難受。

一個被送到醫院的九十五歲老人，身體狀況根本不可能「硬朗」到哪裡去。沒錯，在他被送到醫院前的一個禮拜，或許還能夠行動自如的打點起居，帶帶孫子，受到親朋好友的敬重和愛戴；但是在此同時，他身體的抵抗力早就已經逐漸流失殆盡，所以即便是像肺炎這類的小病痛，可能就足以奪走他的性命。大多數這類的醫療情況都會讓醫療者陷入兩難，而且他們對患者的處置方式往往會受到許多因素左右，例如同儕的壓力、社會對醫療的期望、家屬的悲痛和焦躁，以及醫療人員一直以來被灌輸必須「竭盡所能拯救性命」的觀念。種種因素都可能讓我們給病患家屬錯誤的希望，無法誠實告知患者存活的機會、倖存下來要付出的代價，甚至是就算他們日後有幸離開醫院、重返家裡生活，他們人生最後的幾個禮拜或幾個月的生活品質有可能變成什麼樣子。

明白醫療者在處置重症病人面臨的難處後，現在我們就可以好好來談談「無效醫療」這個總是和死亡形影不離的問題。倘若加護病房的患者不可能在沒有維生機器的情況下存活，我們就必須誠心去了解患者個人的醫療意願，看看這些醫療處置到底有沒有符合患者的需求，或是對患者的好處有沒有被高估。臨床醫師在給予患者醫療處置時，常常會高估它們對患者的幫助，低估它們對患者的傷害。我想每一位醫生在執行醫療處置時，都應該把眼界放得長遠一些，學著站在病人的角度去設想這些處置對患者未來可能會有什麼深遠的影響。

絕大多數年長者在行將就木之際，都沒有機會好好替自己決定餘生過日子的方式，事實上，他們甚至不清楚自己已來日無多。不過現在醫學界其實已經有一些數據能幫助我們評斷生命狀態，看看自己是否來到了人生最後一到兩年的階段。

塗抹保養品和接受醫美手術或許可以幫助你維持凍齡外表，卻無法延緩體內細胞老化的趨勢；藥物和各種醫療手術（例如關節置換術、冠狀動脈繞道手術）雖然可以改善你的生活品質，甚至是延長你的壽命，讓你有機會發揮人生最大的潛力，但它們終究還是無法讓你長生不老。因此，你必須認清一件事：衰老是人生必經之途，沒有任何方法可以終止它對人體的影響。

第三章

為搶救而搶救

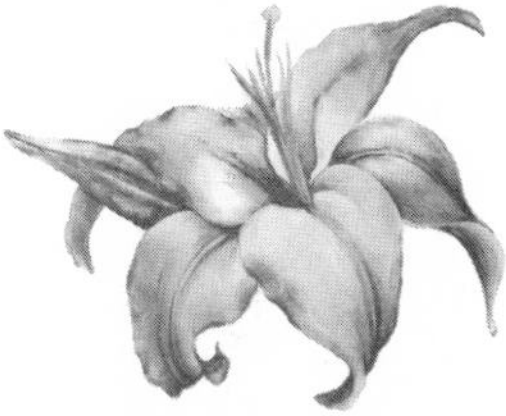

心臟手術必須動用到龐大的醫療團隊。大多數的心臟手術都是為了替心臟重新嫁接一條暢通的動脈，因為原本連接心臟的動脈在許多因素的長年積累下阻塞了，例如不良的基因、老化和生活習慣。除了這種極具侵入性的手術，現在還有其他比較溫和的醫療方式也可以達到疏通動脈的效果，例如投予患者「溶解血栓」的藥物，以及裝設血管支架；至於我們一般常聽到的抗凝血藥物，雖然無法積極疏通阻塞的血管，卻可透過避免血栓持續生成，延緩心臟病的病程。

對許多患者而言，心臟外科醫師就像是擁有神奇巧手的魔術師，因為他們長年因血管阻塞導致血氧量不足的心肌，在手術後終於能夠從暢通無阻的血管接收到豐沛的血氧，讓他們的人生有如重獲新生一般再度充滿活力。

只不過，並非每一場成功的心臟手術都可以為患者的生活帶來正面的幫助。縱使許多患者會在術後體會到重獲新生的感受，可是有部分患者的生活狀態卻不會因手術而好轉，甚至還會變得更糟。比方說，不少順利挺過手術、留院觀察的患者，他們的心臟早就已經受到嚴重的損害，所以即使手術使供給他們心臟血氧的動脈暢通了，對他們的整體狀態也沒有什麼太大的幫助。另外，這類的大型手術還可能對患者帶來嚴重的併發症，不僅無法提升患者的生活品質，反倒還會削弱患者的生存能力，讓他的餘生必須長期仰賴加護病房的維生機器。

基本上，心臟手術的復原期大約需要八週。換句話說，假如患者在對的時間，選擇了適合自己健康狀態的心臟手術，並且挺過術後調養的一切考驗，八週後便可徹底康復、生龍活虎。手術順利結束後，醫護人員會跟你說，你可能暫時會有些力不從心，而且咳嗽或大笑可能都會讓你的胸口微微發疼。接著他們會告訴你照護傷口的方式，同時建議你在生活方式上做出一些改變，像是規律運動、少碰重口味的食物、避免從事過度激烈的性行為，甚至是要你盡可能禁慾，和另一半保持著「互信、互愛的柏拉圖式關係」。天呀，我知道這個要求聽起來有點讓人心灰意冷，但至少你還活著。

我可以想像電視廣告會如何宣傳心臟手術的神奇療效。畫面一開始，診間裡身穿白袍、面容和善的心臟外科醫師坐在辦公桌前，面帶微笑地和坐在他對面，看起來不超過六十歲、身體健壯的男子解釋手術的過程，而男子的妻子則略顯焦慮地坐在他旁邊，一同專心聆聽醫師的講解。緊接著，鏡頭的畫面便會切換到加護病房，只見畫面中，男子已經動完手術，躺在病床上靜養，此時他的妻子則坐在床邊守候著他。隨後，畫面又會轉到普通病房，此時男子已經可以下床稍微走個幾步。廣告的最後一幕，男子會和他的妻子帶著笑容搭上駛離醫院的座車；幫助他重拾健康的專業醫護人員，則會揮著手目送他們離開。

隨著醫學的演進，心臟手術的技術和形式當然也不斷推陳出新。心臟專科醫師開始有了更簡便的方法，可以改善患者的心臟狀態，例如藥物、氣球擴張術和裝設血管支架；這些方式漸漸成為改善心血管功能的主流方法，近年來申請心臟手術訓練課程的醫生人數也沒有以往那麼多了。儘管傳統的心臟手術仍有其必要性，但是就目前年長患者比重偏高的情況下，他們孱弱的身體實在是不適合以這類複雜的大型手術作為優先的治療手段。

加護病房裡這個星期的狀態老是讓我心神不寧，不只是我，與我共事的同仁，這星期也同樣為病房裡的其中幾床病人牽腸掛肚。

德維特先生已經在加護病房十八號的病床上躺了超過四個星期。自從動完一場漫長、複雜的心臟手術後，他的身體一直呈現非常虛弱，幾乎無法動彈的狀態。德維特先生一口氣做了四條冠狀動脈的繞道手術和一個瓣膜置換手術。另外，先前他還因為膀胱癌化的關係，摘除了膀胱，現在原本該是膀胱的位置則被他自己的一小段小腸取代，肩負起膀胱的功能。遺憾的是，雖然他摘除了整個膀胱，但癌細胞早就擴散並轉移到了他的肺部。有鑑於他的心臟不好，身體虛弱到根本承受不住一般化療的副作用，所以醫師才決定先替他的心臟動一個大手術，希望讓他的身體至少有辦法恢復到可以挺過緩和性化療（palliative chemotherapy）的狀態，好控制住癌細胞轉移的狀況。

可惜，手術進行得並不順利。德維特先生在手術中大量失血，心臟甚至一度停止跳動。手術後他的狀況很不樂觀，一直待在加護病房裡，且我們必須靠著非常精密的「葉克膜體外心肺循環系統」（ECMO）支持他的心臟和肺臟功能，才能保全他的性命。除此之外，他還需要裝設主動脈內氣球幫浦（IABP），這也是一種用來支持心臟運作的複雜機械性輔助循環系統。

三週後，德維特先生的神智慢慢清醒，醫護人員在他的脖子開了一個氣切造口，讓呼吸器幫助他呼吸。由於術後他的腎臟功能始終沒有復原，所以還是必須仰賴連續性腹膜透析儀，代為執行腎臟清除體內廢物，以及維持身體電解質平衡的功用。

躺在德維特先生隔壁床的諾里斯太太，狀況也好不到哪裡去。事實上，諾里斯太太躺在加護病房裡的時間比德維特先生還久，她比他還早三週被送進加護病房。諾里斯太太集所有心臟病常見的共病症（comorbidity）於一身，像是糖尿病、高血壓、肥胖和高膽固醇症等。雖然她被送入加護病房前，做了四條冠狀動脈的繞道手術，但術後一週她的心臟仍舊無法順利運作。因此，醫療團隊為她接上了葉克膜，置入了主動脈內氣球幫浦，給了她大量維持血壓的藥物，同時還因為她的腎臟本來就不太好，替她進行連續性的腹膜透析。

達文波特太太的狀況原本看起來滿樂觀的，因為手術完成後，她心肺功能的表現都相當不錯。然而，術後她卻一直都沒有醒過來，電腦斷層掃描的結果顯示，她的腦部竟然有大出血的現象，而且造成的腦部損傷永遠都不可能完全康復。醫療人員還在跟她的家屬溝通中。

現在我們就來針對這三床病人的結果，從頭討論一番，如果日後你遇到跟他們相同的情境，心裡也會比較清楚該如何自處。一旦你患有心臟疾病，並符合進行心臟手術的條件，心臟外科醫師就會跟你和你的家屬進行面談。原則上，醫師會把討論的重點放在眼前他們可以立刻解決的問題上，例如動脈阻塞或心臟瓣膜功能異常；接著他們或許會告知你，假如手術進行得不順利，你心臟的問題無法解決，你整體的健康狀態不僅會變得更差，甚至還有可能丟掉小命。醫生所說的風險確實存在，這正是動手術之前，你必須簽署手術同意書的原因。心臟外科醫師在術前無法對病患做出任何保證，但或許你還是可以請他們為你評估各種醫療選項可能對你術後生活產生的長久影響。因為就短期來看，我們雖然有許多方法可以解決眼前的問題，可是我們卻鮮少從長遠的角度去看，這些微調病人身體狀態的醫療手段，最終會將患者的人生帶往何方。不只心臟外科醫師，其實許多專科醫師也有一樣的盲點，大家在醫治傷患時，常常都只顧著解決屬於自己領域的病痛，而忘了以更大的眼界去全盤考量患者的狀態。這就有點像是你把一輛嚴重受損的車子，送到板金師傅面前，他第一眼一定是建議你把車身毀損的板金換掉，不會注意到你車子裡的馬達根本再也無法轉動。

當然，一切的醫療手段還是要回歸於患者的個人意願，但唯有在一個大前提之下，患者才能夠徹底實行這項自主權，那就是醫療人員必須提供患者充分的醫療資訊，並告知患者該醫療手段對他整體健康狀態的影響為何。否則，患者在不瞭解全盤事實下做出的選擇，只不過是盲目遵照醫師的規劃，走向醫師預料中的結局。今日醫師在權衡手術對患者的幫助時，大多是從單一器官或是專科的觀點去評估，很少會從患者整體的健康狀態去考量；他們不會跟患者討論到術後的生活品質，也不太常說到接受這些手術可能對患者的餘生造成怎樣的影響。然而，倘若想要讓患者在人生的最後幾年，可以依照自己的意願，在合理的健康狀態下生活，醫師就必須熟悉各種醫療手段之間的交互作用，方能提供患者具有建設性的選擇，協助患者在最終做出明智的決定。

※

那是一個陰雨綿綿的寒冷週六早晨，老實說，我還滿愛這種天氣的。少了非去戶外走走不可的壓力，我選擇在雨中驅車去探視我的病人。我無法對病人的苦痛視而不見，我想我會這麼做，除了因為熱愛這份工作外，大概主要是出自於人類的天性。

眼睜睜看著旁人受苦是一件很難受的事，尤其是你覺得自己有能力減緩他們痛苦的時候。當時，躺在加護病房四號病床上的女子，身心就正承受著巨大的苦痛。這位來自愛爾蘭的女患者，兒時是由吉普賽的祖母一手拉拔長大，是個非常有個性的人。此刻她已經六十歲了，不僅深受病態性肥胖之苦，六個月前還曾因為冠狀動脈阻塞動了一場心臟手術。手術過後，她的動脈的確暢通了，但她心臟的功能卻在長達五個月的靜養中，絲毫未見起色。在加護病房裡，我每天都必須為她注入大量的藥物，讓她的血壓維持在正常值，因為手術後她心臟衰竭的狀況更為嚴重，在沒有藥物的輔助下，它甚至無法支持她的生命力。連帶地，她的腎臟也罷工了。腎臟科醫師並不打算讓她洗腎，因為她心臟受損的情況實在太過嚴重，洗腎對她的幫助非常有限。當然，上述的種種病症也意味著她再也無法重新回到家中獨立生活。

我跟這位女病患的心臟科醫師談過她的狀況，但醫師說，她最近的心臟功能檢測結果很好，所以她腎臟罷工絕對不是心臟衰竭造成的。我沒有直接向心臟科醫師說到這位女病患可能大限已到的嚴肅話題，但我說我曾試著中斷支持她心臟功能的藥物，而她的血壓在那段期間明顯下降。以我的觀察來看，這位患者的心臟完全不可能再提供她身體繼續運轉所需要的動力。儘管如此，該名心臟科醫師還是堅持這位患者的心臟運作良好，我們應該持續積極地治療她。後來，我提醒這位醫師一個事實：假如他認為她的心臟功能正常，那麼她的心臟在沒有藥物的情況下應該要能夠正常運作。無奈的是，最終這場對話還是無疾而終。不過，在這裡我必須為這位心臟科醫師說句公道話，就他的立場而言，他其實就跟絕大多數的醫師一樣，只是想竭盡全力地保住病人的性命。

躺在四號病床上的女患者儘管健康狀況相當不好，但在藥物的支持下，她的意識狀態依舊清醒，所以我決定和她談談。那個陰雨綿綿的週六，我問她過去這段期間有沒有人曾經跟她說過，她的心臟狀況在術後並沒有獲得改善，還有她身體目前所面臨的重大挑戰。她說，沒有，從來沒有人跟她說過。於是，我向她說明了她的預後情形有多不樂觀。聽完我的說明後，她說她想要辦理出院返家，因為早在她動手術之前，她的兩個孩子就跟她提過這項建議。

我把這位患者的意願轉告給她的心臟科醫師，但他不願接受她已經快要壽終正寢的說法。我只能回到四號病床邊，告訴這位患者她的醫師認為她應該待在醫院裡繼續療養。之後我停止了她的某些用藥，並把她轉往普通病房，讓她的心臟科醫師全權照顧她。然後就在她離開加護病房的十二小時後，她便靜靜地在病床上安詳辭世了。

同一個星期六，我還在加護病房裡等著另一名從手術室轉入的傷患。這名傷患高齡八十歲了，剛做完一場緊急的冠狀動脈疏通手術。實際上，這名傷患手術前的健康狀態就不是很好，不但神智不太清楚，腎臟也有嚴重的損傷，不過她先前就已經簽署了放棄心肺復甦術同意書，表明她的心臟如果意外驟停的話，不要為她實施心肺復甦術。然而此刻，我們卻因為可以為她疏通動脈，把她送進了手術室，做了這個手術，完全無視於她本身的狀態已然快要走向人生終點。一切就只是因為她身上壞掉的地方我們有辦法修理，所以，該死的，我們就把它修好了。

家屬都同意讓這名病患進行疏通動脈的手術。這又是另一個基於有限和歪曲資訊所做出的決定。他們之所以會簽署手術的同意書，是因為聽了類似這樣的說明：「你們的母親病得非常重，她的動脈阻塞了，現在如果想要救她一命，就只能開刀。你們覺得呢？」可是，醫療人員應該還可以用其他不同的說法，去向家屬解釋他們母親所面臨的情況，讓他們有做出其他選擇的機會。比方說，「你的母親病得非常重，她的動脈阻塞了，但就她整體的健康狀態來說，我們認為開刀對她來說，風險相當高。你們覺得她會想要接受手術嗎？」

三天後，這名八十歲的患者在連接著維生機器的狀態下死亡。

我不得不說，雖然加護病房裡漫長的工作時間常會讓我筋疲力盡，可是有時候，這種無法對病人拿捏好「可以做」和「應該做」的醫療處置，才更讓我心力交瘁。

第四章

晚年跌倒

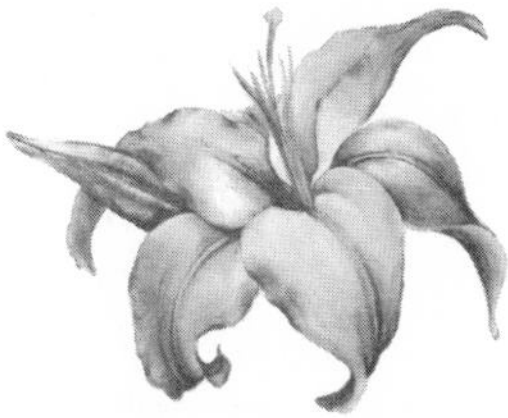

跌倒這件事看似微不足道，但對老人家來說卻可能致命。一號病床上的瑞格．福林德斯就是在穿褲子的時候跌傷了。瑞格七十三歲，跌倒當晚他大概喝了不少酒，因為自從半年前他妻子過世後，他就常常在夜裡借酒消愁。就醫時，他說事發當時他的腿被準備穿上的褲子纏住，整個人先是重心不穩地在地板上跳了一、兩步，然後就往左側重摔在地。所幸當天他的女兒剛好來幫他打點未來幾天的三餐，就在她把只需稍微加熱就可食用的餐點放入冰箱後，恰好聽到了他倒地的巨響。

她馬上循聲跑到了父親所在之處，只見瑞格狼狽地躺在地上，一雙腿則奮力地想把困住他行動的惱人長褲踢掉。見狀，她馬上出聲詢問瑞格有沒有怎樣，在聽到瑞格回說自己沒事時，她才彎身小心地幫父親把糾纏在腿上的長褲脫掉。然而，當她要把瑞格從地上扶起時，瑞格卻因左胸和上腹部傳來的陣陣疼痛不住呻吟。儘管瑞格本來一直不想要到醫院就診，但他的女兒還是不顧他的抗議，打了電話叫救護車。等候救護車的期間，瑞格的女兒先是替父親穿上了另一條長褲，就迅速為他打包了一些簡單的行囊，包括：盥洗用具、藥物、睡衣褲和浴袍等。鮮少有人知道，此舉有時候其實會讓急診的醫護人有點感冒，因為直接把私人的盥洗用品帶來急診，等同於逾越了他們判斷哪些病患需要住院的權限。

好在當時駐守急診的醫師非常明白老年人跌倒可能引發的併發症，以及潛在的危險性。對年長者來說，髖骨骨折的死亡率就跟末期癌症或其他重症差不多高；而且它除了會明顯影響腿部的外觀外，還會讓患者感到難以忍受的疼痛。醫院接獲四肢骨折的患者，大多會立刻進行緊急手術，利用鋼針、鋼板或各式鋼釘固定、重建傷肢。至於肋骨斷裂的患者，醫院通常不會採取任何的手術處置，因為只需靜養幾週，傷處就會自行康復。

急診醫師先替瑞格注射了強效的止痛劑，才繼續評估他的狀況。後續的檢查發現，瑞格左下側的肋骨有多處骨折，這對年長者是相當致命的情況，特別是有抽菸習慣的老人。瑞格一直到兩年前才戒掉菸癮，骨折當下他只有飲酒的習慣。

即便是近日，外科醫師都不會隨意給剛到院的患者止痛劑，因為這有可能會掩蓋患者的病徵，讓醫師難以做出正確的診斷。話雖如此，肋骨骨折所引起的疼痛感卻會為患者本身的健康狀態帶來更大的問題。由於深呼吸和咳嗽都會牽動到肋骨，所以肋骨骨折的患者為了降低疼痛，在沒有止痛劑的情況下都會盡可能小而淺的呼吸和避免咳嗽，但此舉會讓肺部無法充分擴張，久而久之，肺泡就會開始塌陷，接著，痰液就會慢慢累積在局部塌陷的肺泡裡，讓整個肺臟變得又濕又重，患者呼吸時也會變得更加費力。倘若遲遲沒有改善肋骨疼痛的狀況，肺泡塌陷的情況就會跟骨牌效應一般越演越烈，讓患者越來越難以順利呼吸；最終，患者可能就會走向缺氧，甚至是死亡一途。坦白說，上述的狀況並不容易發生在年輕的患者身上，因為他們的身體尚有餘裕應付肋骨骨折造成的傷害和不適，但對年紀稍長的人來說，肋骨骨折確實常常會衍生出如此致命的後果。

另一方面，年老力衰也會讓跌倒和骨折的風險變高。為什麼呢？因為我們的肌力和骨骼會變弱或變脆，心臟因為一時心悸罷工的機會提高，使用多種藥物和代謝藥物的能力下降，則會讓我們更容易頭暈目眩，還有，在自然老化的情況下，我們的大腦功能也會衰退，讓我們出現意識紊亂，或是喪失平衡感等症狀。

在加護病房裡，我每年大概要醫治二十名年過六十五歲，從梯子上跌下來，摔斷肋骨的男性傷患。值得一提的是，這類傷患在送入急診的第一時間，通常看起來都沒什麼大礙，所以過去醫護人員往往都只會稍微幫他們止痛一下，就請他們回家休養，沒想到後來卻發現這樣的處置讓不少傷患一命嗚呼。有鑑於前人的經驗，現在的醫療人員在處理肋骨骨折的傷患時，變得更加謹慎，因為我們更清楚其可能在年長者身上衍生的各種併發症，所以一旦收治到肋骨骨折的傷患，醫護人員都會立刻依照患者的年紀、吸菸習慣、病史和肋骨斷裂數，送往普通病房或是加護病房進行更深入的觀察。多根肋骨出現兩處以上骨折的傷患，尤其容易衍生名為連枷胸（flail chest）的肺部併發症。連枷胸的患者因為肋骨多處斷裂，胸壁失去支撐，吸氣時肋骨斷裂處的胸壁會呈現凹陷狀。除此之外，斷裂的肋骨也可能傷及肺臟，導致患者的肺部狀態惡化。因此，每當那些熱愛自己動手修修補補的長者，不慎從梯子上摔下來，送入醫院後，十之八九都會被直接轉入加護病房觀察。醫師會給予這些傷患大量的止痛劑，通常也會為他們戴上面罩式的正壓呼吸器，好確保他們的肺臟不會因為無法充分擴張而塌陷。

就瑞格的情況來說，戴上面罩式的正壓呼吸器並不足以防堵他肺臟進一步塌陷的趨勢，所以醫師改以插管的方式，確保呼吸器的空氣可以順利透過插入氣管的塑膠管，打入他的肺臟。入院約四十八小時之際，瑞格的血壓突然驟降。在排除他在心、肺方面的所有併發症後，腹部超音波的影像顯示，瑞格的血壓驟降恐怕是因斷裂的肋骨傷及脾臟，造成脾臟破裂所致。醫療人員趕緊將瑞格推進了手術室，一邊為他輸血，一邊替他摘除脾臟。脾臟具有對抗特定幾種感染症的能力，但是基本上，沒有它我們還是可以活得好好的。

在摘除脾臟的手術中，醫療人員也順道為瑞格做了氣切造口（在頸部的氣管直接開一個切口，置入氣切管，爾後呼吸器的管路就可以直接由此連結）。這是因為他們預期瑞格在術後，大概還得花上滿長的一段時間，才有辦法從骨折和失血中康復，此舉可以大大減輕他在康復過程中因插管所造成的不適感。

終於，又過了兩週之後，瑞格移除了氣切管，開始靠自己的力量呼吸。然後，再過了兩週後，瑞格便康復出院了。剛剛所說的一大串醫療過程，全都只是起因於一位老人家在穿衣服時，不小心被長褲絆倒的後果。由此可知，衰老會讓人變得多麼脆弱；即便是再輕微的小傷或是感染，也可能對老人家造成極大的傷害。

※

七號病床的君．溫特，八十四歲了，她是在臥室裡跌倒，撞到了頭部右側，被家人送進醫院。君和她兒子一家人同住，是她媳婦發現她倒在地上，當時她的表情一臉迷茫。她的媳婦在第一時間打電話叫了救護車，幾分鐘後，急救人員抵達現場，他們初步檢視後發現，君的頭部右側可能因為挫傷瘀血，腫了一大塊。接著，急救人員用格拉斯哥昏迷指數（Glasgow Coma Scale，GCS）評估了君的意識狀態。格拉斯哥昏迷指數的最低總分是三分，此分數表示病人完全沒有反應；最高總分則是十五分，表示意識狀態完全正常。君的昏迷指數是七分，這個分數並沒有很好，因為這表示她的意識狀態非常渙散，但至少當時她還是可以對外界的刺激做出回應。

急救人員趕緊把君送到我們醫院的急診部，急診室的醫療人員立刻為她插管（將塑膠管從口或鼻腔插入氣管），接上呼吸器，然後送去電腦斷層室掃描腦部。掃描影像顯示，君有硬腦膜下出血（subdural hemorrhage）的跡象。硬腦膜是為位在頭蓋骨下方，包覆大腦的最外層腦膜，假如出血發生在硬腦膜之外則稱之為「硬腦膜外出血」（extradural haemorrhage），至於出血發生在硬腦膜和大腦之間則稱之為「硬腦膜下出血」。君的腦部影像指出，她腦部的血塊或血腫（haematoma）正壓迫著下方的大腦，依常理來說，醫療人員應該立刻動手術替她清除腦部血塊，但是依臨床數據來看，一個高齡八十四歲的病人，其預後狀況勢必相當不樂觀，所以手術對她的幫助恐怕非常有限。這就是醫療上面臨的兩難：必須在統計數據中取捨對患者採取的實際醫療行動。醫療人員到底該不該因為這個統計數字就不對君做任何醫療處置呢？起碼移除君腦中的血塊，應該能夠稍微舒緩她受損大腦所承受的壓迫感。不過，醫院的幾名神經外科醫師卻決定不要動這個手術。依照我過往的經驗，神經外科醫師通常比其他科別的醫師更勇於挑戰成功率渺茫的手術，而他們會做出如此的決議，想必君的狀況真的是極度不樂觀。

我向君的家屬說明君的狀況不太樂觀，也不適合進行任何手術。為了讓他們有時間消化這個沉重的消息，同時更確定君的狀態，我建議大家先冷靜觀察君的大腦四十八小時，然後再評估一次她的意識狀態。如果那時候她還是毫無意識，但可以靠自己的力量呼吸，我們就移除她的呼吸器，看看她的病況有沒有好轉的趨勢。相反的，倘若她在移除呼吸器之後，病況惡化，我們也不會再給予她任何進一步的治療。

君的家屬接受了我的建議。四十八小時之後，我們重新評估了君的意識狀態，她的昏迷指數仍停留在三分，但可以自行呼吸，於是我們移除了君的呼吸器。

當時我們醫院的加護病房剛好重新規劃過，加護室裡劃分出了一個專門安置臨終患者的空間。這個空間的概念或許跟現在各國醫院都有設置的安寧病房十分相似，但那時候我們完全是依自身的臨床經驗，為臨終患者量身打造出了這個空間。這個專門安置臨終患者的房間很寬敞，裡頭可以放置好幾張供患者親友歇腿的椅子。另外，房內還設有獨立的衛浴、茶水設備、流理臺和廚具，並打造了一大面可眺望遠景的落地窗。在這個病房裡，我們對臨終病人的照護方式，不再是要竭盡所能的讓他們活下去，而是要確保他們可以在人生的最後一點時間裡，有尊嚴地安詳向世界告別。這樣的做法不只能人道的照顧臨終患者，也顧及到了病患親友的感受。即便這些患者已經沒有機會恢復健康，但我們這樣的作為卻可以讓他們的親友清楚了解，我們還是盡心盡力地在照顧他們親愛的家人，只是照顧的方式和目標不太一樣。舉例來說，在這間病房裡，護士不必二十四小時在一旁待命。加護病房裡的護士有時候會發現自己很難轉換，改成這樣的照護方式，因為他們通常都必須時時刻刻繃緊神經，替患者打點各種醫療事務，以確保患者能繼續活下去。

君是第一位我在這間「特殊」病房裡照護的病人。坦白說，我不太曉得該用怎麼樣的字眼來稱呼這間病房，因為不論用再怎麼委婉的辭彙，都無法掩藏這間病房是用來照護臨終患者的事實。所幸，在照護君的過程中，我親眼見證了這間病房發揮了跟我想像中一樣的功效：在這間特殊的病房裡，臨終病人可以有尊嚴的死去，他們的家屬也可以在有隱私的狀況下，與自己親愛的家人告別，並陪伴他們走完人生的最後一段路。

最後，就在我們移除君的呼吸器十八小時後，她便安詳地與世長辭。

※

艾蜜莉．唐納森八十五歲，她的家人之前就一直在思考，該不該將她送到專業的養護中心照護，而她目前的健康狀況更讓人越來越無法迴避這個問題。她的家人很重視艾蜜莉的居家安全，他們為艾蜜莉的公寓裡做了許多無障礙設施，例如在浴室加裝了扶手、把樓梯改裝成坡道等，盡可能降低艾蜜莉在家裡發生危險的可能性。五年前艾蜜莉開車時曾因踩煞車的腳不太聽使喚，出了一場小車禍，自此之後她就不再開車了。

有不少常發生在八十五歲老人身上的健康問題，艾蜜莉都有，心臟無力就是其中一項。不過心臟無力對她日常生活的影響其實很小，因為她的關節炎和肌力下降早已嚴重限制了她的行動力和活動力，所以她根本不需要一顆多有力的心臟來負荷她平日的活動量。她也有高血壓、高膽固醇、糖尿病和冠狀動脈疾病（供給心臟養分的血冠變窄）。

在加護病房裡，我很少見過病人年過八十，卻沒有這些老化性疾病。艾蜜莉的腦袋雖然還是很靈光，但她的身體可沒有。外出買東西的時候，她一不小心被路上的水溝蓋絆了一跤，摔斷了髖骨。髖骨骨折的傷患大約有百分之十五會送醫不治，三分之一左右會在一年內死亡，更有高達八成的病人永遠也不可能回復到他們骨折前的活動狀態。骨折的預後狀態不一定會很差，如果預後狀態不好主要是跟骨質疏鬆有關，而跌倒和骨質疏鬆皆為評估一個人多接近人生終點的指標。

當路人看到艾蜜莉痛苦的倒在地上時，趕緊打電話叫救護車。急救人員在幾分鐘內迅速趕到，一到現場，他們馬上就明白艾蜜莉出了什麼狀況。艾蜜莉受傷的那條腿，腳掌不自然的向外翻，急救人員光是用眼睛看，就知道她的髖骨骨折了。他們沒有馬上把艾蜜莉抬上擔架，因為當下不論是多麼輕微的移動，都將加劇艾蜜莉的痛苦。他們在艾蜜莉身邊蹲了下來，先稍微跟她說明接下來要做的醫療處置，給她一點心理準備，然後要艾蜜莉喝下止痛糖漿、吸幾口止痛氣體，好減輕他們把她移上擔架抬入救護車時會有的疼痛感。

抵達醫院後，醫師在手術室裡以金屬醫材固定她斷裂的股骨頸。股骨是人體全身最長的一根骨頭，而股骨頸則是股骨最細的部分。股骨與髖骨連結處為一膨大的球狀，稱之為股骨頭，此結構可讓其與髖關節緊密結合，至於股骨頸就在股骨頭下方的位置。許多與艾蜜莉同齡的女性都有骨質疏鬆的問題，艾蜜莉也不例外，當時她的骨頭已經呈現空洞化。

手術後兩天，她出現肺水腫，原本就已經無力的心臟更因心肌梗塞罷工了。醫護人員趕緊為她進行心肺復甦術，同時將她轉入加護病房，此時她必須要靠著維生機器和呼吸器的幫助才有辦法維持生命徵象。另外，為了確保她的心臟可以順利運作，醫療人員也為她裝設了用來注射強效藥物的靜脈導管。

艾蜜莉顯然正一步步陷入現代醫療的泥沼裡。原本她來醫院僅是為了醫治跌斷的股骨，在那個時候，骨折的醫療處置相當單純，只需要用鋼釘固定斷裂的骨頭即可。只不過，對艾蜜莉這種高齡的傷患而言，手術後的康復期才是她真正要面對的挑戰，因為她本身的健康問題將為她的康復之路帶來許多阻礙。首先發難的是她日益狹窄的冠狀動脈，手術過後沒多久，它們就徹底阻塞，造成她心臟功能失常、心肌梗塞。一開始她的心臟先是無法有效把血液打入身體，導致血液不斷淤積在心臟、心臟內壓升高，最後致使血液中的液體滲入肺部，引發肺水腫。繼艾蜜莉的肺臟成為心臟失能的第一個犧牲品後，後來她的腎臟也不幸淪為下一個犧牲品，洗腎對她來說已經是勢在必行。

艾蜜莉沒有任何對這些醫療處置發表意見的機會，因為大量的鎮靜藥物讓她沉睡不醒。她的兒子認為，假如這些處置只會讓他母親在臨終前受盡折磨，那麼她本人一定不願意以這樣的方式活著。我趁勢告訴他，這些處置的結果如何，沒人說得準，但是照目前的情況判斷，她有辦法順利挺過眼前難關的機會不大。語畢，她的兒子問了我一個很實際的問題：「所以機會是多大？」我坦白跟她兒子說，就我的經驗來看，艾蜜莉能夠康復的機率不超過百分之二十，而且如果她的腎臟徹底罷工，她康復的機率還會再往下掉百分之五。不過，這一切都只是一個概略的數值，沒有人可以保證這些數值是否能完全代表艾蜜莉的狀態，畢竟每一位患者的年紀、恢復力、共病症和器官受損的程度皆有差異。

接下來，我要跟她兒子討論的事就比較複雜了，我必須想辦法用比較委婉的方式告訴他，後續我們該怎麼樣處理艾蜜莉的狀況會比較好。假如之後艾蜜莉的腎臟徹底罷工，我當然可以替艾蜜莉洗腎，如果在美國，我還可以請她兒子直接去超市買些幫助利尿的成藥。也就是說，以艾蜜莉目前的情況，我可以繼續用呼吸器幫她呼吸，然後幫她洗腎；萬一她心臟的狀況越來越糟，我甚至可以動用葉克膜來支持她的心肺功能，直到它們恢復功能為止。倘若艾蜜莉的心臟和腎臟功能始終無法好轉，理論上我還可以替她安排移植手術。以上我提到的不少醫療選項，都是為了讓你了解，現代醫療在保住患者性命上可以做到什麼程度。即便是在美國，他們提供患者的醫療協助最多也僅止於此，頂多是額外提供你一些侵入性比較低但可達到相同效果的醫療處置選項，只是這些選項自然也必須多花你一些鈔票。基本上，在醫院裡只要你願意花錢，治療方式、病房類型都可任你選擇，可是我真心認為，不論你是否家財萬貫，都千萬不要砸大錢去搞一套私人的維生設備，只為求多活一些日子，因為這絕非明智之舉。

後來，我採取了這樣的溝通策略：我跟艾蜜莉的兒子說，雖然醫療上的事沒有人說得準，但我們何不就保持現狀，靜觀其變呢？「儘管機會不大，」我說，「可是她說不定真的可以靠自己的力量挺過這關。」我沒有跟他說我可以幫艾蜜莉洗腎，甚至連「洗腎」這個字眼都沒提到。假如我先跟他說，洗腎能保他母親一命，沒洗她恐怕活不下去，再問他：「你希望我們怎麼做？」他能說出的答案肯定只有一個。以我的立場來說，這樣的溝通方式太過便宜行事又殘忍，因為在詢問家屬的意見之際，醫師應該還要告知家屬，患者在加護病房的存活率其實微乎其微。如果醫師沒有告知家屬這項事實，那麼他們無疑只是用一大堆藥物和機器強制延長患者的生命，根本無法讓患者從病痛中康復。我認為加護病房不該淪為這樣的角色。

乍看之下，醫師這樣的說法似乎很周到又充滿關懷，充分尊重家屬的意願；然而，實際上，他們卻沒有誠實告知患者最終可能面臨的結局，此舉不但會徒增患者所承受的折磨，還會給家屬錯誤的期待。等到幾天或幾週後，患者終於逝世，他們又會說這樣的話安撫家屬：「我們已經竭盡所能地挽留她的生命了。」彷彿這句話就可以一筆勾銷自己和家屬心中的罪惡感。

醫生之所以會避免跟家屬討論死亡的話題，或許只是因為他們過去鮮少受過這方面的訓練，也或許他們打從心底認為醫學就是要不計代價的延續生命。我還知道不少任職我們醫院的專科醫師同仁，談到死亡這個話題時會顯得不太自在，也許這是因為他們下意識地把患者死亡跟治療失敗畫上等號。在這種情況下，醫師就不會花那麼多心力去全面考量病患和家屬的感受，反而會更專注在如何擺脫治療失敗的可能性。

更何況現在艾蜜莉的狀況還存在一個問題，即：我們無法取得患者本人的意願，達成和患者之間的醫療共識。在澳洲，我們不確定艾蜜莉的兒子是否有權替她決定醫療的方式，我們甚至也不確定患者本身有沒有這個權利。不過我們可以確定一件事，那就是代決人（艾蜜莉的兒子即是她的代決人）的意見不一定會跟病人一致。她的兒子有可能會拒絕我們替她洗腎嗎？這項決定的走向很大一部分取決於醫師和家屬討論的方式，而非道德價值觀。「我們可以幫她洗腎，給她一個機會。」或「你可以讓她洗腎，但我覺得這對你母親沒有什麼幫助。」抑或是，「洗腎是一個選項，但我不認為這會提升你母親康復的機會，反而比較可能讓她在人生的最後幾天受到更多折磨。」

因此，我決定，不管艾蜜莉的腎臟受損多嚴重，只要她的腎臟尚可運作，就絕對不跟家屬提及洗腎一事。我想維持現狀，讓時間慢慢替家屬淘洗出最後的決定，因為這段期間艾蜜莉可能會陸續出現其他的併發症，他們也能更清楚洗腎對艾蜜莉並沒有意義。

基於這層考量，我選擇以這樣的說法和她的兒子說明她腎臟的狀況：「雖然目前她的腎功能不斷衰退，但還是有機會自行好轉。」

跟她兒子談完話的三天後，艾蜜莉的肺臟恢復正常功能了，但她腎臟的狀況依舊沒有好轉。四天後，她便撒手人寰。

※

住在社區的八十五歲長者中，每年都有半數的女性和三分之一的男性會發生重大的跌倒事件，這個比例大概高出居住在專業養護中心的同齡者三倍。急診室裡的傷患大約有百分之十是跌傷送醫，這當中，又有一成的跌傷患者必須住院治療。若把急診室的傷患年齡聚焦在六十五歲以上，大約有近兩成的年長傷患都是因跌倒被送入急診室，其中又有半數必須住院治療。

近年來，我在醫院碰到越來越多年過七十，為了修理家裡的一些小東西爬上梯子，卻從梯子上摔下來的男性傷患。有些人是一送醫就不治，但絕大多數的人都在加護病房裡待了至少三到四天，接受高強度的醫療支持。我覺得這個現象應該喚起大眾規範長者行動的意識，或許我們必須為年過七十歲的長者發起一個「爬梯子執照」的活動！

生活中有許多方法可以降低跌倒的發生率，例如年過六十就不要爬梯子、保持健康的體重、運動（尤其是強化下肢的運動）、重新規劃居家的動線、少碰有暈眩副作用的藥物，以及用各種不同的輔具讓走路的腳步更穩健、安全。

儘管這些方法不見得可以完全消除年長者跌倒的風險，許多人晚年恐怕還是難逃因跌傷喪命或是不良於行的命運，可是人生本來就有旦夕禍福，這麼做至少可以盡可能把這方面的風險降低。

第五章

細胞凋亡

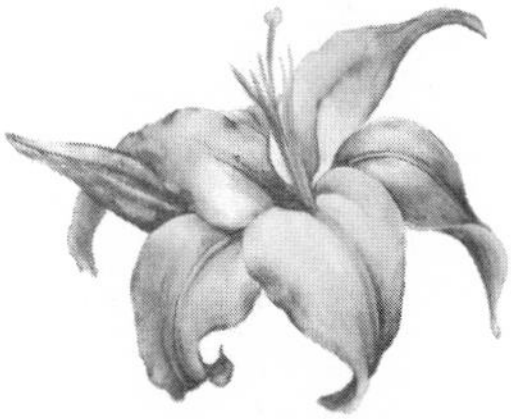

我們是短暫輪迴於世的形體。如今你身上的數十億顆原子，幾乎每一顆都曾是星塵和數百萬有機體的一部分。

——美國旅遊作家 比爾．布萊森（Bill Bryson），
《萬物簡史》（*A Short History of Nearly Everything*）

從胚胎形成的那一刻起，來自你母親和父親的基因就決定了你身體將如何老去的命運，諸如：體內細胞自然死亡和崩解的時機，組織衰老的速度，以及組織和器官之間溝通網絡退化的程度等，皆早已安排在你的基因中。

在加護病房的日子，初次讓我深刻體會到基因與死亡之間有巨大連結性的個案，是某位因重度感染辭世的八十六歲女性。老年人常常會死於感染，因為他們的體力和免疫力都已經衰退到不足以對抗感染的地步。這位患者病逝時，我們本想聯絡她的雙胞胎姊妹，不料卻意外得知，她的那位姊妹在前一天竟然也因為重度感染病逝在另一間醫院的加護病房裡。

「細胞凋亡」一詞，指的就是這種細胞程序性死亡（programmed cell death）的過程；它的英文「apoptosis」源自希臘文，原本是用來形容植物花瓣或葉片在不受任何外力的影響下，「自然凋落」的景象。就跟這些植物一樣，我們一出生，身體裡的細胞就已經內建了一套既定的死亡程式，所以就算我們的健康狀態沒有受到任何外力的干擾，我們的身體也一定會照著這套程式編寫的內容逐漸衰老、死去、回歸塵土，並再以其他的生命形式誕生在這個世界上。

即將凋亡的細胞會經由細胞表面上各種特殊的分子標誌，表示自己已經做好從容就義的準備。啟動細胞凋亡的路徑和訊號很多，一旦凋亡程序正式啟動後，細胞內部的結構就會開始裂解成片段，細胞的體積也會跟著變小。

細胞內部的結構瓦解後，細胞表面的分子標誌接著會招來身體裡扮演「清道夫」角色的巨噬細胞，讓它們來接手處理細胞的剩餘殘骸。趕到凋亡細胞身邊的巨噬細胞，會乾淨俐落地將整顆凋亡細胞的殘骸吞噬，以避免凋亡細胞的細胞膜破裂後，對附近組織造成化學性傷害。在這個過程中，利用特殊的儀器，你可以親眼看到巨噬細胞裡存有吞入的細胞碎片。

隨著年紀的增長，當體內凋亡的細胞數量比增生的數量占上風，我們組織就會開始出現耗損、萎縮或某些疾病。細胞凋亡對細胞數量的平衡非常重要，許多疾病就跟細胞凋亡的失衡息息相關，其中癌症和愛滋病即是最具代表性的例子。由於細胞凋亡對癌細胞完全發揮不了功效，所以癌細胞才會肆無忌憚的大量增生；至於愛滋病則是會促進細胞凋亡，讓骨髓製造的白血球因此快速死亡。

人體的細胞總是不斷在裂解與再生之間取得平衡。儘管一個成年人每天最多約有一兆顆細胞會因細胞凋亡而死掉，但其他存活的細胞仍會不斷透過有絲分裂（mitosis，又稱細胞分裂）來複製、增生細胞的數量。細胞凋亡和有絲分裂總是形影不離，依據你所處的不同生命階段，兩者之間的平衡狀態也會有所變化。成長階段的兒童和年輕人，其細胞有絲分裂的比例會高於細胞凋亡；一直到了青春期後期，兩者之間的比例會趨於平衡；然後有一天，如果你發現自己的皮膚開始出現皺紋、肌肉量下降，就表示你細胞流失的速度已經開始大於生成的速度，此刻你的身體就猶如科幻電影的情節般，正慢慢侵吞掉自己，而死神離你也越來越近。

看到這裡請別太激動，細胞凋亡對我們其實還有許多其他的重要作用。比方說，在胎兒時期，手指和腳趾要順利成形，就必須靠細胞凋亡清除指間和趾間的細胞；同樣地在出生之後，我們要保持人體的最佳狀態，也必須仰賴細胞凋亡，幫助人體細胞定期汰舊換新。

我們剛剛談到的細胞凋亡過程只不過是皮毛，這整個過程中尚牽涉到許多不同的關鍵角色。凋亡蛋白酶（caspase）即為一員，它們是一種可以幫助細胞從內部分解結構蛋白的特化酵素家族。凋亡蛋白酶的蹤跡遍布整個動物界，是生物演化不可或缺的一部分。凋亡蛋白酶會小心將細胞內部的結構切割成片段，但過程中不會讓細胞的細胞膜破裂崩解。

第二種對細胞凋亡影響重大的成員是 Bcl-2 蛋白家族。此蛋白家族裡的成員，有些可促進細胞凋亡，有些則可對抗細胞凋亡，平時兩者之間會不斷相互抗衡，直到有一天，促進細胞凋亡的成員數量較多，細胞才會開始啟動凋亡的機制，走向死亡。

位在細胞裡的粒線體，在細胞凋亡過程中同樣扮演關鍵角色。粒線體除了是細胞的發電廠，還身兼火藥庫一職；因此，當 Bcl-2 蛋白家族的成員發出了執行細胞凋亡的指令，粒線體就會釋出許多殺手蛋白完成指令。

細胞凋亡足以作為我們不可能永存於世的證據，至少，就肉體上來說是這樣。我們來到這個世界的最原始目的本來就是為了傳宗接代，達成任務之後自然就該功成身退。原則上，在你開始有生育能力之前（大概是在青春期和剛成年沒多久），你體內的細胞凋亡機制都會受到抑制。過了這個階段之後，細胞凋亡的勢力就會開始在你體內慢慢壯大，一步步將你帶向死亡。你的聽力和視力會開始衰退，肌肉量和認知能力當然也會下降。昔日，人類通常都二、三十歲就死了，但造成他們死亡的原因並非是細胞大量凋亡的關係。（事實上，生物死亡的直接原因很少是細胞凋亡。）他們會死，是因為過了體能巔峰的他們，沒有辦法再跑得跟以前一樣快，或是跟上部落遷徙的腳步；是因為逐漸衰退的身體讓他們越來越容易受到外在威脅的傷害，例如掠食者、疾病和意外。

時值今日，大多數的人，尤其是生活在已開發國家的人，都過著豐衣足食的日子。我們不必再為了食物去親自打獵、耕作，不必再餐風露宿、忍受氣候的劇烈變化。再加上公共衛生的提升，例如潔淨飲水和衛生環境，降低了感染的風險；現代醫學的進步，更讓高血壓、糖尿病、遺傳性疾病、高膽固醇症等疾病可用藥物控制，阻塞的冠狀動脈可靠手術疏通，甚至是腫瘤都可以用多元的方法清除。我們用各種方法瞞騙細胞凋亡的過程，然後步入了老年。不知不覺，加護病房成了讓我們活著的最後一道屏障。在那裡你體內的細胞還是會繼續分崩離析，讓你的身體漸漸動彈不得、心智紊亂，然而，即使是在這樣的狀態下，只要有維生機器和強效藥物的支持，你依舊還是會活在這個世界上。就生物演化的層面來看，加護病房絕對是個不受歡迎的演進。

有些人把自然老化和死亡視為醫學界下一個要克服的難關。目前商界和學術界已經有人開始解碼細胞凋亡的機制，而且是以征服老化和死亡為目標，而非單純的科學探討。未來研究抗細胞凋亡的團隊很可能會越來越多，皮膚、大腦或肌肉等特定組織或許也會成為最熱門的研究標的；在此同時，許多生活在開發中國家的人卻將繼續因飢餓、疾病和創傷，英年早逝。

話說回來，不論我們再怎麼大費周章的想要戰勝自然的老化和死亡，最後都會發現自己永遠難敵基因的安排。我們每一個人的基因都不一樣，所以有些人就是會比其他人活得久、老得慢。不可諱言，良好的飲食和大量的運動確實有機會減緩細胞凋亡的速度，可是每一個設置在細胞裡的微型定時炸彈，終有一天還是會一一爆炸、全面癱瘓身體的運作，讓你的人生走向無可避免的結局。畢竟，生命之美本來就涵蓋了死亡。

第六章

加護病房的現況

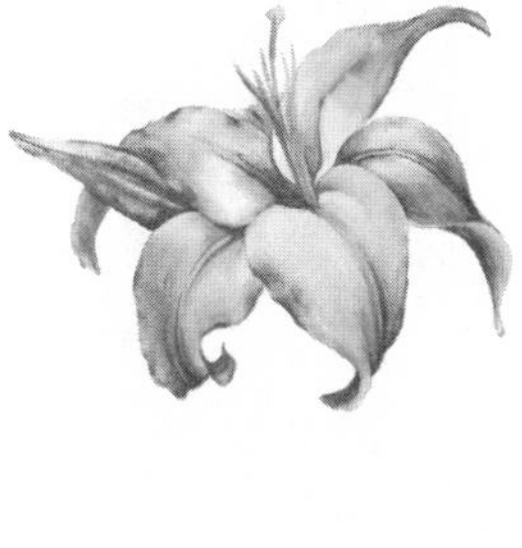

人類承擔不了太多現實。

——美裔英國詩人T．S．艾略特（T.S. Eliot），《焦灼的諾頓》（*Burnt Norton*）

聖誕假期我休了幾個禮拜的長假，第一天在早上八點重返加護病房崗位，看到眼前的景象時，我心裡忍不住想：「我到底在這裡做什麼？」或許是因為放假期間很久沒接觸加護病房事務的關係，在和同事交接工作的時候，我更能從客觀的角度去看待加護病房裡的現況。我突然覺得眼前的景象有點不太真實，因為幾乎每一個躺在加護病房裡的病人，都將在幾天或幾週內死去。在他們人生最後的日子裡，本該待在家裡讓親友環繞，但現在他們卻待在醫院，身上連接著各種機器，充滿善意的醫護人員更是竭力不讓他們斷氣。

我們在交接加護病房事務時，會詳細交代每一位患者的年紀、入住原因、目前病況進展和未來可能走向等資訊。「竭盡所能讓病人變好」是我接受醫師訓練以來，一直被耳提面命的核心觀念，但現在我開始用更全面的角度去看待醫治患者這件事。

躺在一號病床上的是九十四歲的盧西亞諾，動完攝護腺癌的大手術後就被送入加護病房，目前在加護病房裡已經待了十二天。幾乎每一位九十四歲男性的攝護腺都會出現或多或少的癌變，不過就算他們的攝護腺沒有癌變，大多也會因攝護腺肥大的問題排尿困難。那麼對盧西亞諾來說，這場手術到底幫了他什麼？

手術讓盧西亞諾的年齡和健康弱勢展露無遺。手術過後，他的身體狀況非但沒有好轉，反而因為大量失血變得更為虛弱。我看著他躺在加護病床上，虛弱到幾乎動彈不得，也沒有力氣自行呼吸，以致醫護人員一直無法將他的呼吸器移除。他的手無法自由活動，為了避免他扯掉身上連接維生機器的線路，醫護人員把他的雙手綁在床邊；他的嘴巴無法吐出隻字片語，為了確保他可以順利呼吸，他的喉頭插了一根直達肺部的塑膠管。重新回到崗位上的第一天，我就決定要盡快移除他的呼吸器，或許就是隔天。當然，移除他的呼吸器前，我一定會先跟他和他的家人說明，我們接下來要做哪些處置，確保他們清楚了解我們為什麼要這麼做的原因。我會向他們保證，不論接下來盧西亞諾有沒有恢復健康，都絕對不會讓他感到痛苦和不適。如此一來，至少他在臨終前還有機會和家人說說話。

躺在二號病床上的是只有六十六歲的希里爾。他抽了幾乎一輩子的菸，來到醫院之前，他整個人的行動就被局限在家中的椅子上，因為他的肺臟已經受損到無法支持他做任何活動的程度，甚至就連坐著不動，也讓他覺得筋疲力盡。他是因為嚴重的支氣管炎被送入醫院，病情在氧氣罩和抗生素的輔助下日趨穩定，我見到他的時候，他已經差不多病癒，可以出院重返「坐困」家中的日子。我問他，如果下次又碰上類似的情況，他還會想要來醫院嗎？還是他會比較希望待在家裡，用一些藥物減緩呼吸困難的可怕感受？他立刻毫不猶豫地說，他不想要再回到醫院，而且他實在搞不懂，為什麼他們不願讓他平靜地死去。聽完他的答覆，我承諾他，日後他出院，我會替他安排合適的居家支持，讓他不會再因呼吸困難而受苦。

法蘭西絲卡是躺在三號病床上的病患。她只有六十二歲，有多發性骨髓瘤，而且還是末期。多發性骨髓瘤是一種漿細胞（plasma cell，白血球的一種）異常的血癌。患者的漿細胞不僅會不斷積累在骨髓裡，干擾其他血球的生成，還會讓蛋白質大量累積在血液中，對腎臟造成損害。多發性骨髓瘤幾乎不太可能治癒，但是適當的治療可以有效控制病情，特別是初期。

遺憾的是，法蘭西絲卡已經和多發性骨髓瘤奮戰好幾年了，而現在她頂多只有幾天或幾週的時間可活。她的電解質嚴重失調，腎臟也幾乎徹底失去功用，但我們不會幫她洗腎，因為她的人生已接近尾聲，不適合洗腎。由於法蘭西絲卡的認知能力沒有受到任何損害，所以住院的這段期間她完全明白自己的處境。

兩天前她曾問過醫護人員，假如她所剩的日子不多，當初為什麼還要把她送到醫院來，讓她住進加護病房？醫療團隊給了她一個牛頭不對馬嘴的答覆，說電解質失調的情形其實很好化解，入院後他們也成功替她解決了這個問題。法蘭西絲卡不放棄的繼續追問，同時又向醫療人員表態，假如她只剩幾天或幾週可活，她寧可回家和家人一起度過最後的日子，也不願在醫院裡給陌生人照顧。她不明白在多發性骨髓瘤和其併發症無法治癒的情況下，積極化解電解失調的症狀有什麼意義。許多患者都會遇到跟法蘭西絲卡一樣的狀況：醫療人員會等到腎臟衰竭成為一個不得不面對的問題時，才會開始開誠布公的和患者討論後續的治療意願，而在此之前，他們通常都不會讓患者有自行選擇治療方向的機會。

躺在四號病床上的是七十七歲的克萊夫。他住在療養院，因為出現昏昏欲睡和發燒的症狀被救護車送來醫院。經過急診室的診斷，他的症狀是尿道感染所致，且病況危急，很快就被轉入加護病房。加護病房的專科醫師很擅長處理這類感染，在給了患者靜脈輸液、維持血壓的藥物和抗生素後，大多數患者的病情都會好轉。

克萊夫患有重度失智症，在療養院裡無法自行下床。儘管療養院的照護很周到，但他近期還是深受體重下降和褥瘡之苦。另外，他身上還有許多和年齡有關的常見健康問題，像是慢性腎衰竭、冠狀動脈疾病（過去他還曾為此動過心臟手術）、糖尿病、高血壓和高膽固醇等。換而言之，雖然我們可以治癒他的尿道感染，但就這樣把他重新送回療養院，讓他躺在病床上，在人生的最後幾週或幾個月裡，繼續仰賴著其他人幫他打理生活中的所有需求，到底有什麼意義。加護病房裡，每一位照護過克萊夫的人，都不希望自己以後變成這樣。無奈克萊夫不曾也無法表達自己的意願，醫師也只好就眼前的狀況做好份內的事，無法替他的整體未來多做設想。

五十二歲的達里爾躺在五號病床上，是個喝酒喝到快去見閻羅王的病人。他沒什麼意識，因為他的肝臟失去了代謝他血中毒素的能力，所以他的大腦已經嚴重受損。過去兩週，大家都盡全力維持達里爾的生命狀態，但他的病況依舊沒有絲毫起色。他嚴重黃疸，腹部則因肝硬化和腹水極度腫脹。我想，結束巡房工作後，我會跟其他照護他的專科醫師，還有他的家屬談談撤除積極治療的可能性。

接著，我們走到了六號病床旁邊，床上躺著一位七十七歲、患有嚴重失智症的男性。這位病患叫伊凡，平常是他的妻子照顧他的生活起居。昨晚他因為從五階高的樓梯摔下，被救護車送進急診室。他還有意識，只是思緒不太清楚，雖然這很可能是他有失智症的緣故，但醫師仍不排除他的大腦可能因跌倒受到了一些傷害。於是他被送到了電腦斷層掃描室，掃描大腦的狀況。這位醫師的檢查非常周到，不過我不禁想，假如他的大腦真的受到嚴重的創傷，又有幾個醫師願意為一個七十七歲的重度失智男性動一個緊急的神經外科手術。

電腦斷層的掃描結果顯示，伊凡的大腦的確有因跌倒少量出血，但是狀況看起來並無大礙。為了確保他大腦出血的狀況不會惡化，急診人員將他轉入了加護病房觀察。然而，誠如我在上一段所說的，就算之後他的出血狀況惡化，恐怕也沒有人會考慮為他動手術。

除此之外，這個個案還有另一個值得關注的問題，即：他的妻子已經七十五歲了，平時妻子全天候照顧他的工作就已經讓她倍感吃力，伊凡跌傷後無疑會讓她的負擔更加沉重；除非給她大量居家照護的支持，或是將伊凡送入合適的社區照護機構，才有可能減輕她的負擔。可惜後者的資源相當匱乏，所以即使醫院的花費高昂，多數家屬還是只能尋求醫院的協助。

坦白說，不只伊凡必須負擔龐大的醫療成本，我前面提到的另外五位患者也不例外。在澳洲，醫院照護一位加護病房的患者一天，需要耗費高達四千澳幣的社會成本；不僅如此，這還會給照護者帶來錯誤的希望，讓病人蒙受不必要的苦痛，可謂是雙輸的局面。

就在我們巡到七號病床的亞歷山大時，終於讓我聽到了一些好消息。他身上的疾病不但有機會被徹底治癒，出院後還可以過著正常的人生。亞歷山大是一個十七歲的男孩，被診斷出患有格林—巴利症候群（Guillain–Barré syndrome）。這種症候群會讓患者全身的肌肉漸漸癱瘓，包括橫膈肌在內，這意味著亞歷山大必須靠著呼吸器才有辦法好好呼吸。以往這種身懷重病的年輕人，在沒有加護病房的支持下，根本不可能活下來。這個疾病的病程只有幾天到幾週，之後患者的症狀就會慢慢緩解，不需要再仰賴任何維生機器，並可回到家裡過著近乎常人的生活。

加護醫學的初衷，原就是要照護像亞歷山大這樣的病人。曾幾何時，大多數加護醫學的專業心力卻都投注在那些即將走到人生盡頭的病人身上呢？

第七章

認知能力衰退

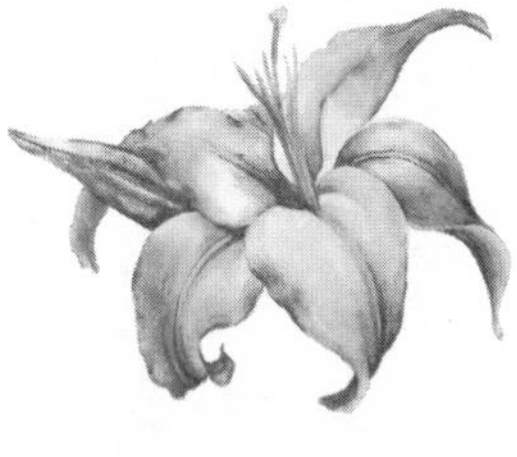

一聽到「失智症」（dementia）這個字，我們就會自動想到「阿茲海默症」（Alzheimer's disease）。雖然阿茲海默症的確是醫學上最常見的一種失智症，不過其實造成失智症的原因有很多種。在本章，我們將會把討論的重點聚焦在老化引起的認知能力衰退，它會引起跟失智症類似，甚至是相同的症狀，例如記憶力變差、思考能力下降等，迫使一個人無法正常執行日常活動。

目前醫學界尚無法治癒老化引起的認知能力衰退和各種失智症，而且他們兩者不只會對患者本身帶來龐大的磨難，更會讓照護者承受極大的身心壓力。醫學界傾向在診斷書中羅列出病人的症狀，但我們通常會避免把失智症直接歸咎於老化——儘管它確實和老化脫不了關係。年齡介於六十五歲到七十四歲的長者，失智症的發生率還不到百分之五；年齡高於八十五歲的長者，失智症的發生率則高達百分之五十。

由於「失智症」這個字眼表達的意涵太過強烈，所以醫學界的權威一直想要改用「老化性認知能力衰退」（age-related cognitive deterioration）這個專業術語，來形容發生在長者身上的認知能力退化現象。當人體自然老化時，我們大腦的某部分能力也會慢慢衰退，例如短期記憶、處理和反應事情的時間等；至於我們的智識倒是可能因年紀的增長，越變越好。接下來，我們就要來看看老化性認知能力衰退有哪些特性：

・是所有人的必經之途，甚至就連其他動物年長時也會如此。
・無關乎個人原本的認知功能狀態如何，只要年紀漸長就會有這個問題。
・在每個人身上表現出的差異性很大。
・部分認知功能或許會提升、衰退或不變，所以年長者還是有機會強化自己某部分的認知能力。
・不是一種神經或心理疾病，而且神經細胞死亡和衰退的狀況，不一定會像阿茲海默症這類「病態」失智症一樣嚴重。

換句話說，認知能力衰退是一個正常且自然的老化現象，每個人或多或少都會經歷這個過程。

不過，現在雖然我們有許多評估健康狀況的工具，失智症也是全球很熱門的研究主題，但各種失智症尚無法用血液檢測的方式診斷出來，老化導致的認知能力衰退亦然，所以兩者在診斷上還是有一定的難度。另一方面，認知能力測驗的結果常會受到許多因素的干擾，例如教育、文化背景、健康狀態和職業等。近期，評估認知能力衰退的最佳方法，是分析受試者在一段時間內的變化。老化性的認知能力衰退並沒有什麼特定的診斷時機，因為它就跟我們身體其他機能的老化一樣，每個人發生的時間點和能力受損的程度因人而異。動腦的頻率、基因、飲食和生活環境等，都可能影響認知能力衰退的程度；有些人就算到了晚年，腦袋還是非常靈活、富有創造力。這類例子不勝枚舉，諸如德國作曲家理查·史特勞斯（Richard Strauss）人生的最後作品《最後四首歌》（*Four Last Songs*）就是在他八十多歲的時候譜出；德國巴洛克式作曲家格奧爾格·菲利普·泰雷曼（Georg Philipp Telemann）更是直到他於一七九七年六月二十五日逝世的那一晚，都持續譜寫著美麗的樂章，享年八十六歲；愛爾蘭作家艾德娜·歐伯蓮（Edna O'Brien）的傑作《小紅椅》（*The Little Red Chairs*），甚至是她在九十幾歲的時候完成的。

所幸，不論是「病態性」或是「老化性」的失智症，我們都可以採取一些行動來減緩或預防，例如避免抽菸、過度攝取酒精和頭部受創，以及保持運動習慣和良好的血壓值等。

然而，現今醫學界對失智症的了解仍存有一些矛盾難解之處，比方說，有些病人其與失智症有關的腦細胞雖然明顯受損，但他們認知能力受到的影響卻沒有想像中的大；反之，有些病人的認知能力雖然嚴重受損，但是其與失智症相關的腦細胞受損的狀況卻比預期中小。這一點很可能跟病人生活中的預防性因素有密切關聯，例如運動等。

除此之外，預防大腦老化的方法也存有一些需要留意的地方。不少人認為下棋、學習新語言和猜字謎等活動可以促進大腦的活動，達到維持大腦健康的效果，但是，其實目前並沒有研究證實這些方法確實有這方面的功效。

我在職涯中看過許多人的大腦電腦斷層掃描影像。一般而言，正常年輕人的大腦會被滿滿的腦細胞填滿，大腦周圍只有少量緩衝大腦震動的液體；不過隨著我們年紀漸長，腦細胞的數量就會逐漸變少，大腦周圍的液體量則會變多，從畫面上你會很明顯看出大腦的體積變小了。有些年長患者的大腦體積甚至不到年輕患者的一半。不只大腦，人體其他器官的細胞也會有這種因年紀慢慢減少的現象，例如肝臟和腎臟。只是大腦體積明顯下降與認知功能衰退之間有無具體關聯性，醫學界仍難以定論。

在人生的不同階段，我們大腦運作的方式也會有所不同。這一點從學習語言的能力就可略窺一二：小朋友通常不需要花多少力氣就可以把一個語言說得很流利，但是年過五十的人，就算下定決心要學好法語，多數人在付出大量心力後，還是很難對法語應用自如。也就是說，五十歲的大腦已經沒有了像孩子那樣的語言學習力。青少年的大腦表現也跟其他階段不太一樣，這個階段的大腦可以快速的學習任何事物，加上青少年即將長大成人、自立自強，所以他們的大腦會開始質疑所有過去學習過的事物，並驅使身體去體驗新的挑戰，當然，他們看待事情的角度跟家長和師長也會出現分歧。父母在責罵孩子時，常常劈頭就會說：「你到底在想什麼?!」嗯，坦白說，青少年和成年家長腦袋裡想的事情確實大不相同，因為此刻他們看事的角度完全不同。世代間之所以會有代溝，有部分的原因就是大腦在人生的不同階段會有不同的運作方式所致，而大腦這樣的運作方式，都是為了幫助我們適應人生不同階段的挑戰。

上了年紀的人，由於大腦已經無法再像從前那樣迅速地學習事物，挑戰風險的意願亦同步降低，所以常常會無法想像年輕人的腦袋裡到底在想些什麼。年長者的腦中往往只記得自己現在循規蹈矩的模樣，忘了自己也曾跟那些令他們頭痛的青少年一樣，為了贏得同儕的認同，不惜做出各種充滿風險的舉動，即便是這些舉動可能涉及過早性行為或是濫用藥物等行為。在許多年長者的記憶中，都會將自己的青春期美化成一段無憂無慮的年代，以為在那段日子裡他們都是不搞叛逆的好孩子，一路平平順順地長大成人。

有點年紀的人想法會變得比較墨守成規、一成不變。想要避免發生這種狀況，或許你可以有意識地提醒自己的大腦不要老是依循舊有的框架，先入為主地去看待事情。一旦大腦拋開了既定的框架和揣測，你就可以用更開闊的眼光去看待。舉例來說，你可以試著用不同的角度去看待媒體報導的內容，自問：報導中的人物有誰跟你站在同一陣線，為什麼？又有誰才是這個社會上的罪人？或是做一點功課去了解你支持了一輩子的政黨；抑或是多看一些書，讓自己的思路更加寬廣。經過這番努力後，你的大腦肯定會碰撞出許多獨到、新穎的見解，令身邊的人眼睛一亮、印象深刻。

典型的老化性認知能力衰退會出現下列症狀：記憶減退、忘記該如何正確用詞遣字、忘東忘西、做事的靈活度下降、例行公事被打斷時會焦躁不安、失去方向感等。這些症狀會連帶影響你日常生活中的很多能力，例如處理複雜的財務問題、理解自己的健康狀態和交通號誌的能力等。病況更嚴重的人，甚至會出現情緒暴躁、行為失當等症狀。許多患者在無法順利完成簡單的任務時，會感到煩躁和挫敗，對這種無法掌控全局的感覺深感憂慮，比方說，他們原本習以為常的駕照，恐怕會因此被吊銷。

認知能力衰退的時間是最能正確區分老化性認知能力衰退和病態性失智症的方法。因為不論哪一種病因造成的失智症，患者到最後都會出現性情躁動、精神錯亂的狀況；此刻萬一讓他們處於一種超乎他們理解或能力範圍的情境中，他們可能就會出現「災難性反應」（catastrophic reaction），例如暴怒或是暴哭等。失智症的常見症狀是否認自己跟家屬之間的關係，即使他們其實是十分親近的血親。重度失智症的症狀則有無法自行完成洗澡、著衣和行走等病兆。失智症患者一旦喪失了獨立行動的能力，就表示他的生命已經進入最後不到六個月的倒數計時。其他重度失智症的症狀還有：大小便失禁、無法說出有意義的話或溝通。最後，失智症患者甚至會出現吞嚥困難、拒絕進食和體重減輕等末期失智症的症狀。晚期的失智症就跟許多癌症一樣，是個絕症。儘管如此，失智症在病程各個階段的表現卻有非常顯著的差異性。到了病程晚期，病人通常不會直接死於大腦衰竭或昏迷，而是會死於其他的相關因素，例如肺炎，因為他們的大腦無法好好控制吞嚥和咳嗽的動作。除此之外，不管照護者有多麼無微不至的照顧失智症患者，當患者的認知能力每況愈下時，照護者也很難避免他們發生尿道感染和摔傷等併發症。

最近雖然有幾款或許有望治療失智症（尤其是早期失智症）的藥物正在進行試驗，但遺憾的是，目前不論是病態性失智症或老化性認知能力衰退都尚無藥可醫。另一方面，儘管我們十分積極地投入大筆的經費，鼓勵各方研究單位找出治療失智症的方法，但是我們卻常常嚴重忽略了失智症患者和其照護者本身正面臨的困境；眼前他們最迫切需要的，其實應該是我們給予他們充分的支持。再者，現在根本還沒有任何研究的療法發揮預期中的效用，但現在醫學專家在討論這些尚未被證實功效的療法時，仍會毫不避諱地強調這些藥物的「潛力」，無視患者在使用這類藥物時，可能會產生嚴重甚至是危及生命的併發症，特別是老年人。

有鑑於認知能力的衰退是一種可預期的狀況，所以你或許會想要盡早採取一些防患於未然的行動。試想一下，假如你患有重度失智症，同時又染上了肺炎這種既可能致命，也可能治癒的疾病，你會想怎麼做？倘若在這種情況下，你不想要接受積極的治療，請設法找個你信任的人談談，並把你的想法寫成一份制式的生前預囑（請見第十三章）。你在安排自己失智的醫療處置之際，千萬別忘了一併規劃你的財產分配。指派一位可靠的人當你的法定代理人，如此一來，當你的神智不清，無法做出有效決策時，他就可以代你執行你生前預立的指示。「虐待老人」（elder abuse）成了全球越來越常見的問題。隨著你失智的情況越來越嚴重，你財務受到剝削的機會也越來越高。或許避免這種窘境的最佳方法，就是在你神智尚清楚的時候，先開誠布公的和你的家人一起討論你的財務分配，以盡可能降低他們未來對你財產分配產生歧見的可能性。

在仍難以捉摸該如何治療失智症的時刻，我們又該如何對待失智症呢？首先，我們必須坦然接受認知能力衰退是人體正常老化的一部分，它就跟皮膚會隨著年紀的增長發生變化一樣自然。認清這一點，或許有助於你在面對失智症時，減輕常會感受到的恥辱感和無助感。同時，我們也應該清楚地跟家人表示，如果有一天失智症嚴重癱瘓了我們正常生活的能力，不想再為了身上其他可治癒的併發症接受積極性治療的意願，尤其是當這些治療手段必須要動用到維生機器才可完成時。

我們還應該更誠實的面對重度失智症的預後和病程，讓病患家屬和其他照護者對患者之後的狀態有更充分的心理準備。即便是重度失智症的患者，他們最多都還可以有一、兩年的日子可活；當然這段日子的長短，有很大一部分取決於患者本身的健康狀態和照護的品質。

如何給予日益增加的失智症患者和照護者適當的支持，又是另一個有待我們解決的問題。儘管解決這個問題可以擁有的鋒芒可能不像找到失智症的療法來得耀眼，但是它對患者和照護者來說真的是一件非常重要的事，特別是照護者，因為他們的人生常常會被照護工作壓得喘不過氣來。

最重要的是，如果我們可以把投注在找尋失智症療法的部分巨額資金轉移，用於尋覓支持患者和照護者最有效的方法，或許就可以讓他們在有生之年過著更有尊嚴和有品質的生活。此舉可以更加確保整個社會能一起均攤失智症患者的照護負擔，不會讓這個重擔全都落在區區幾個人的肩頭上。大眾都很捨得為了最新醫療科技和藥物砸下大錢，相較之下，那些專職照護體弱老人的照護者薪資就非常低廉，甚至，假如家屬本身就是照護者的話，他們還連一毛錢都沒有。

喬治和他妻子洛琳的狀況就清楚描繪出了失智症照護者面臨的困境。喬治六十七歲，自從洛琳開始出現早期的失智症症狀後，他已經整整照顧了她十一個年頭。過去十二個月，洛琳為了脫離危及生命的險境陸續住了四次醫院，兩次是因為尿道感染，另外兩次則是肺炎。每一次，喬治都及時發現了洛琳身上的早期感染症狀，並趕緊將她送往醫院。每一次，腎臟專科醫師和胸腔內科醫師都對洛琳做出了正確診治，並讓她住院觀察。老實說，這種「腳痛醫腳，頭痛醫頭」的治病方式並不困難，他們只需要稍加問診，並給予洛琳靜脈輸液和抗生素即可；如何依據患者的整體狀態給予「最恰當」的醫療處置才是比較困難的部分，而這一點許多醫學教科書裡都沒有提到。

洛琳有重度的失智症；她不能自己洗澡或著衣，不能在沒有輔助的情況下走路、吃飯必須要有人餵、大小便失禁，也無法說出有意義的話語。

縱使有好心的社工協助喬治照護洛琳的部分工作，但他卻遲遲申請不到使用社區照護（community care）的資格，而且洛琳的狀況還符合四間政府照護機構的申請標準。喬治已經花了好幾個月的時間在打理這件事，在這個過程中甚至還發現了很多跟他有著相同處境的朋友。

喬治後來雖然終於排上了其中兩家機構的等候名單，但距離獲得正式幫助的日子似乎遙遙無期；至於另外兩家機構則只願意提供他零星的居家照護協助。喬治甚至有考慮過把洛琳送往安養院照護，但這也必須等待長達九個月的時間（除非你有額外給付一筆費用給機構，就可以將等待的時間縮短為三個月），加上喬治其實也還沒有做好把妻子送到那裡的心理準備。

喬治所知絕大多數照護妻子的技巧，都是因為妻子多次因感染住院，跟醫院的照護人員學來的。比方說拍痰、伸展四肢肌肉、如何有效餵食、如何避免褥瘡，還有如何及早發現感染的前兆等。現在喬治六十八歲了，但他儼然已經失去了享受自己人生的權利。過去三年，他幾乎一天二十四小時都被迫待在家裡，寸步不離地照顧著洛琳，直到半年前有一些社工到家裡協助他部分照護洛琳的工作，他才稍稍有一點喘息的空間。他發現自己在做某些照護洛琳的工作越來越吃力，譬如把洛琳抱去浴室洗澡、替她更換尿布，還有幫她穿衣服。另外，他也覺得很寂寞，因為洛琳的狀況，讓家裡鮮少有親朋好友來作客。

我是在洛琳第五次住院的時候見到喬治的。當時靜脈輸液和抗生素無法將洛琳的病況穩定下來，她的血壓突然下降，喬治連忙按下病房的急救鈴求救。

急救過後，普通病房的醫療人員要我到洛琳的病房，評估一下她的狀況，看看她是否可以轉入加護病房。抵達洛琳的病房時，我看到了在病床邊心慌意亂的喬治，普通病房的護士則快步朝我走來，跟我交代洛琳的病況。了解洛琳的狀況後，我同意將洛琳轉入加護病房，但是在治療的方式上需要有一些限制，也就是，我們會持續給予她輸液和抗生素，但是不會用任何維生機器支持她的生命徵象，或是用藥物來維持她的血壓。

在親屬室裡，我跟喬治說明，重度失智症是一種致命的疾病，現在他的妻子正走向人生的終點。聽完我說的話，喬治非常震驚，他說：「從來沒有人跟我說過這些！」於是，我試著向他解釋，階段性醫療和照護常會讓人無法認清患者的真實處境，所以有時候醫療人員也很難告訴他這方面的資訊。

結束這場對話後，我們相約隔天再詳細討論其他的事情。翌日，喬治帶著他的三個孩子一起來討論洛琳的後續安排。我先跟他的女兒和兩個兒子說明洛琳的狀態，然後告訴他們；他們的母親已經病得很重，所以我們不會再去監測她的生命徵象，而且我們不再會限制洛琳的訪客次數和人數，所以洛琳的每一位親友都能夠好好地跟她道別。

不過，就在我們討論完洛琳後續安排的兩個小時後，洛琳就辭世了。喬治那時候剛好返家補眠，我請護士撥個電話給喬治，告訴他，他的妻子病況突然惡化，要他來醫院一趟，但不要跟他說洛琳已經死了。這是病人死亡時的既定程序，我們不會在電話中直接告訴對方病人的死訊。或許是因為這種重大的訊息不適合透過冷冰冰的電話傳達，就連警察在通報死訊的時候，通常也都會親自到府說明。

完成交班的巡房後，我步出醫院，站在我的車子旁邊準備返家，碰巧看到喬治匆忙趕到醫院。看他臉上的表情，我想他肯定非常焦慮又困惑；因為洛琳的狀態已經差得不能再差了，在他離開的這短短兩小時內，還能惡化到什麼程度。有一瞬間，我曾考慮是不是該跟著他一起回到加護病房，在那裡陪著他，替他分擔一些喪妻之痛。但後來我決定不要這麼做，因為先前我就已經跟喬治說過這一切都是人生的必經之途，所以此刻我更應該給喬治和他的家人一點空間，讓他們用自己的方式去悼念他們深愛的親人。

第八章

丹妮絲的宣言

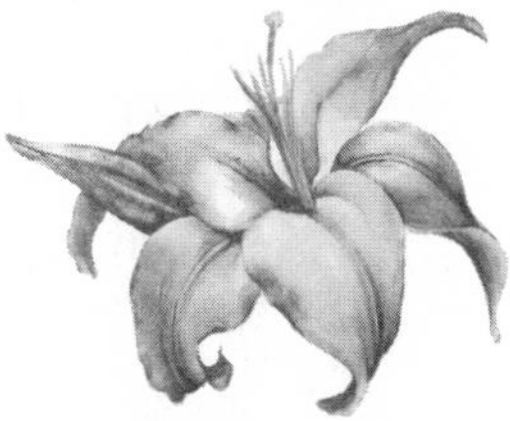

我很晚婚，我的太太芭比．芭拉斯（Bobbi Ballas）是一名在澳洲長居超過四十年的美國女性。我們墜入愛河的時候已經年屆退休，談起戀愛來雖不像年輕人那樣轟轟烈烈，但卻細水長流。一般人到了我們這個年紀，聚在一起大多是談論一些像園藝、草地滾球和閱讀之類的退休話題，不過我和芭比之間卻因為相似的家庭背景多了一份不同於旁人的熟悉感。再加上我們兩家人相處起來和樂融融，也讓我倆的感情更加穩固。

我遇到芭比的時候，她的姊姊丹妮絲就已經患有漸凍症；這是一種殘酷的運動神經元疾病，患者最終會因為全身肌肉萎縮，癱瘓而死。另外，在病程加劇的過程中，患者執行吞嚥動作的肌肉也會受到這個疾病的影響，讓他們的肺部很容易因嗆到食物或液體而發生感染；到了病程末期，患者的橫膈肌通常會全面癱瘓，所以他們最後將完全無法自行呼吸。這種疾病最為殘酷的部分就是：患者會真切的感受到自己的行動逐漸被這個疾病禁錮的那種恐懼感和窒息感；因為這個疾病雖然會奪走患者所有肌肉活動的能力，但並不會影響患者的心智思考能力。

所幸，我認識丹妮絲的時候，她的病情還沒那麼嚴重。當時她還可以拄著拐杖，自己到處走走，後來她的行動才慢慢被局限在輪椅上，同時失去了上肢大部分的活動能力，僅能用其中一隻手勉力操控電動輪椅上的按鈕。丹妮絲的丈夫保羅是她人生中的大英雄，他把時間全花在了丹妮絲身上，幫助她適應漸凍症的各種不適。保羅不僅包辦家裡的所有家事和廚務，還買了一臺可以裝載輪椅的改裝車，帶著丹妮絲外出；平日丹妮絲的沐浴更衣，還有把她從床上搬移到輪椅上之類的照護工作，也都是保羅親力親為。在丹妮絲發病之前，他們夫婦倆都是很勤奮工作又獨立自主的人，要接受這樣的生活轉變，對他們來說肯定不是件容易的事。

某次去美國探望他們，在回澳洲之前，我向他們提起，如果之後丹妮絲想要規劃臨終前的照護方式，我可以回到美國親自協助他們處理這件事情。不過當時他們倆根本無暇考慮這方面的事，因為光是要應付眼前每天生活中的挑戰，讓丹妮絲有辦法好好活著，就已經讓他們暈頭轉向。

一直到我回到澳洲的四個月後左右，保羅才主動聯繫了我，問我可不可以回到奧勒岡州，幫助他們擬定丹妮絲在臨終前幾個月的醫療和照護方向。

我當然很樂意協助他們完成這件事，因為長期在加護病房裡工作，我很清楚該怎麼做才可以減輕臨終患者的不必要負擔；而且從我職涯中碰過的同事、病人和照護人員身上，我也學到不少討論這方面事宜的技巧，所以我想自己應該可以在理性又不失同理心的情況下，詳盡跟他們討論這個攸關死亡議題的敏感話題。只是，這畢竟是我第一次為自己熟識的親人和朋友規劃臨終前的醫療計畫，心境上難免還是有點不太一樣。離開澳洲前夕，我特地拜訪了另一位致力於安寧照護的醫師，看看她對丹妮絲的狀況有什麼樣的看法。她要我在討論的過程中，試著為丹妮絲釐清幾件事，如：她的選擇是為了多活一點日子，還是為了其他她所珍視的事物？還有如果她的人生只剩下短短幾天，什麼事情對她最為重要？我還應該要帶著他們考量到可能造成他們焦慮的因素，例如金錢、病痛、丹妮絲呼吸困難的問題、眼前的困境，以及保羅的生活品質等，對他們提出這類問題：你了解這個疾病的預後狀況嗎？在這個前提下，你想以怎樣的方式活在這個世界上？你最放心不下的部分是什麼？如果日後你無法自行做出決定，你會想要讓誰當你的代決人？你想要怎麼度過你的餘生？你把對抗這個疾病的停損點設在哪裡？

就丹妮絲的情況來看，我想我只需要扮演好聆聽者的角色，並適時提供她有關病程的相關資訊，好讓她和保羅的想法有機會在臨床處置上付諸實行即可。不過，坦白說，由於他們身在美國，所以我並不確定我在澳洲的經驗能對他們發揮多大的幫助，因為我雖然知道哪些狀況可以適用哪些處置，但我卻不清楚這些處置在美國可不可行，所需要的費用又是多少。我知道許多病入膏肓的美國人就是因為選擇不恰當的醫療處置，散盡了所有的家財。儘管如此，我覺得目前這件事尚不至於窒礙我們討論的過程，可以等到我們明確列出丹妮絲的醫療方向後，再行探究、琢磨。

我一抵達美國，保羅和丹妮絲就迫不及待地想要展開討論。我們首先將這份計畫書訂為「丹妮絲的宣言」，接著才開始從正反兩面去討論各種和丹妮絲病況有關的醫療處置和後續安排。兩天之後，我們終於擬定了整份計畫書的初稿，準備在隔天與丹妮絲的家庭醫師面對面討論。

丹妮絲的宣言

- 丹妮絲認為自己的人生已經快走到盡頭。
- 丹妮絲希望可以在家裡辭世。
- 未來幾個月的時間，丹妮絲希望可以盡可能在家裡度過。
- 丹妮絲很歡迎親友來探訪她，只是希望大家記得她很容易感到疲倦。
- 保羅和丹妮絲都希望以電子郵件向家人報告丹妮絲的近況。她的女兒茱莉也願意協助他們定期編寫郵件，並統一將信件發送至各個親友的信箱。
- 丹妮絲希望在日後的病程中，可以不受搔癢、疼痛、呼吸困難和過度焦慮之苦。

・丹妮絲希望能保持清醒的神智，即便舒緩病痛的藥物可能會讓她昏昏欲睡。
・丹妮絲想要參與所有與她和保羅有關的決定。
・如果死神即將降臨，在體力許可下，丹妮絲希望親友都可以陪在她的身邊。
・死後，丹妮絲希望她的兄弟凱利，可以把她的骨灰撒在他們兒時一起嬉戲的鮭魚河裡。

其他可能面對的醫療處置

人工呼吸器

在任何情況下，丹妮絲都不想在醫院裡接受氣切手術或配戴任何輔助呼吸的機器。

膽結石

大型的膽結石可能會阻塞膽管，讓丹妮絲再次經歷過去膽管阻塞所引發的劇痛，甚至衍生膽道和胰臟發炎（胰臟就位在膽管附近）等併發症。在這種情況下，丹妮絲傾向用下列兩種方式處置：一為先在家裡止痛，靜待膽結石通過膽道；二為送至急症醫院，看看有什麼辦法可以移除結石。如果手術可以確實緩解疼痛，那麼她會願意住院治療。

感染症

就丹妮絲的情況來看，她可能染上的感染症有好幾種，尿道感染、肺炎和膽道感染都榜上有名。

丹妮絲明白，自己最終很可能就會死於感染症，因為儘管抗生素能暫時治癒感染症的症狀，但卻不可能徹底根治導致她感染的原因，例如她橫膈肌漸漸減弱的肌力，會讓她無法有效清除呼吸道裡的痰液。

丹妮絲決定要擬定在感染時，使用抗生素的原則。舉例來說，如果她發生感染的時機點，整體的健康狀況還算好，那她可能就願意在家裡接受抗生素治療；相對的，假如未來她的健康狀況不太樂觀，她可能就不會接受任何抗生素治療。

餵食管

雖然目前丹妮絲尚可正常操控吞嚥和說話的肌肉，但是有朝一日漸凍症一定會奪去她這方面的能力。基本上，漸凍症只會對運動神經產生影響，所以即便到了病程末期，丹妮絲還是可以保有視覺、聽覺和嗅覺等感官，但使用餵食管卻會讓丹妮絲無法好好品味食物的滋味。顯然，對丹妮絲而言，使用餵食管與否將會是一場美味與生存之間的拉鋸戰，由於目前丹妮絲實在難以做出取捨，因此她決定將這個部分留到最後的關鍵時刻再行決定。

丹妮絲和保羅考慮過安樂死這類的選項，它在奧勒岡州是合法的。不過我們在討論中排除了它的必要性，因為目前醫學已經有許多藥物可以緩解漸凍症所造成的不適，例如喘不過氣或身體上的疼痛感，而這些藥物還可以依照丹妮絲症狀的輕重，適時調配使用的劑量和時機。

隔天，我們三人一起去跟丹妮絲的家庭醫師碰面。保羅先是跟醫師介紹我們之間的姻親關係，然後又跟醫師說我在澳洲也是一名醫師。雖然有時候家族裡有個親人做醫師會讓人比較安心，但是在此情況下，這樣的介紹也可能會引起主治醫師的芥蒂。為了避免這位家庭醫師多想，我趕緊開口自我介紹，跟她說我是一名加護醫學科醫師，此行主要是以朋友的身分給他們一些有關臨終醫療的建議。

因為丹妮絲很容易感到疲倦，所以「丹妮絲的宣言」是由保羅代為朗讀。我很難明確說明家庭醫師對這份宣言到底有怎麼樣的感受，但是就我的觀察來看，一開始她似乎還興致勃勃地聽著，可是沒過多久，她的臉上就略顯乏味和不耐。

保羅讀畢後，我們三人的目光全都望向家庭醫師。她說：「簡單、完美，這一切的處置都涵蓋在美國健保體系（Medicare system）提供的安寧照護（hospice care）之中。」

一聽到「安寧照護」這個字眼，我馬上跟家庭醫師強調，丹妮絲並不打算在人生的最後一段日子裡，待在醫院裡接受安寧照護。聽完我的話，她明白我對「安寧照護」一詞或許有點誤會，所以特別跟我說明，在美國，病人沒待在醫院或是特殊機構，也能接受安寧照護，「安寧」這個字眼代表的只是一系列以病人為中心的治療手段。符合安寧照護標準的患者，除了每天都會有安寧照護的護士到府訪視，每週也可依需求安排物理治療師、職能治療師和音樂治療師到府服務。沒錯，他們還有提供音樂治療師的服務，所以假如丹妮絲有需要，他們每週都可以請音樂治療師到府，替丹妮絲演奏為時一個鐘頭的豎琴！

美國健保體系提供的照護服務還不止於此。他們還提供所謂的喘息照護（respite care），此服務可以讓丹妮絲暫住地方醫院幾天，讓保羅有機會擁有自己的時間。喘息照護的名額並沒有限制，但是每次申請的天數不得超過五天。

家庭醫師遞給我們一份申請安寧照護的文件。基本上，只要被診斷壽命不超過六個月的病人，就符合安寧照護的標準。倘若在這樣的照護模式下，病人適應良好，六個月後，照護的時間亦可延長。最重要的是，這套照護服務完全免費！

美國安寧照護的概況

美國健保體制雖然有提供免費的安寧照護服務，但是這筆經費實際上還是得由保羅和丹妮絲繳交的保費來給付。因此，一旦患者選擇了安寧照護服務，就必須放棄所有積極治療重症的醫療處置：這一點對丹妮絲的影響其實不大，因為她的漸凍症本來就無藥可醫，目前醫學上除了可以消極的緩解此病造成的病痛外，也沒有什麼積極的醫療處置。然而，即便是接受安寧照護的病人，如果突然改變想法想要接受積極的醫療處置，也能在放棄安寧照護後，重新獲得接受積極治療的權利。

美國安寧照護提供的服務：

・二十四小時待命的護理人員。
・二十四小時待命的醫師人員。
・護理訪視採預約制，無預約次數限制，可依病人需求安排訪視次數。
・初步的物理治療評估，後續依病人需求安排療程。
・初步的職能治療評估，後續依病人需求安排療程。
・依病人需求安排牧師訪視。
・語言治療師評估和追蹤病人語言能力。
・飲食諮詢。
・音樂治療師到府演奏。
・按摩師到府服務。
・每週提供兩到三次，每次至多四小時的居家照護服務，依照護者的需求替他們完成替病人洗澡或是置換床單等事務。這項服務可以讓保羅有機會外出購物或是處理其他的家務。

・安排受訓過的志工支援諸如翻身、喘息照護、購物、洗澡和著衣等事務。

・為了讓照護者有休息的空間，當地醫院提供每次至多五天，但不限申請次數的喘息照護服務。如此一來，不論是保羅想要外出參加戶外活動、拜訪親友，或是單純只是身心狀態不佳，需要暫時喘一口氣，都可以放心地暫時把丹妮絲交給他們全權照顧。

・無限量提供有助緩解病人不適感的藥物。以丹妮絲的情況來說，疼痛、呼吸困難、焦慮和肌肉痙攣等不適症狀就必須用藥物緩解。丹妮絲和保羅可以自行到藥局領取這些藥物，並在護理人員的協助下決定服用的劑量和頻率。大致上，只要是符合安寧照護的用藥，病人都僅需付出極為低廉的藥費，甚至是不用負擔任何藥費。

・依患者需求免費提供輔具；大至輪椅、助行器和移位機等協助患者移動的輔具，小至繃帶和導管等消耗性的醫材，皆免費供給。

丹妮絲的家庭醫師會主導整個照護的走向，但是要讓整個安寧照護的工作順利進行，還必須仰賴一大群護理人員、志工和保健專家的通力合作。為了確保丹妮絲在照護方式上的一致性，主要照護她的護理人員不會超過兩位；平日如果丹妮絲發生了什麼緊急狀況，保羅也可以隨時打電話給這兩位護理人員。整個照護丹妮絲的團隊會以十四天為一個週期，定期討論丹妮絲的近況，同時擬定下兩週的照護方向。丹妮絲的團隊裡除了有前面提到的那些醫療人員，也包含了藥師、心理諮商師、居家看護人員和志工等，他們所有人都可以依照這套安寧照護體制提供病人所需的協助。基本上，安寧照護給予病人的所有醫療手段都無關乎診斷和治療，而是著重在緩解臨終前的痛苦，除非採取特定的治療後，患者的生活品質可以因此獲得顯著改善，醫療人員才會在徵詢病人的同意後執行。

充分了解安寧照護的服務後，丹妮絲簽署了接受安寧照護的同意書。翌日，一位叫做貝姬的安寧照護護理人員就來到了丹妮絲家中。貝姬的個性正直坦率且幽默熱情，很快就贏得了丹妮絲和保羅的信任。她絲毫不閃躲他們提出的任何問題，甚至跟他們分享了一些她的想法和建議，任誰都可以感受到她願意和他們一塊同甘共苦的意念。

這種堪稱勞斯萊斯等級的照護服務，以往大概只能在北歐這類以病人為中心的國家才可見到，沒想到，此刻我卻在美國這個功利主義又健保制度不彰的國度裡，見到這樣完善的臨終照護服務。

值得一提的是，絕大多數的美國醫師都會到病人極度病入膏肓的狀態時，才會跟他們提起安寧照護這一個選項。顯然，許多醫師都對傳統的積極性醫療手段抱持著過度樂觀的態度。在美國，大約有三分之一採取安寧照護的病人會於七天內辭世。很多因素都會影響眾人對安寧照護的行使意願，其中最主要的一個原因就是，不論對病人、照護者或醫師而言，選擇安寧照護似乎就視同放棄了對抗病痛的權利。其次則可能是美國安寧照護的經費不容易核銷，必須經過重重主管機關的申報批准才有辦法核發經費，讓主治醫師必須拖好長一段時間才可以請領到相關的補助款項，甚至核發下來的經費還會有短少的問題。不過，誠如剛才所說，病人和醫師之所以會這麼不樂意使用安寧照護，其實最主要還是跟「安寧照護」這個字眼背後的意涵有關；大多數人不會認為安寧照護是當疾病到達某一個階段時，所必須採取的不同照護方式，反而會覺得一旦他們選擇了安寧照護，就代表「自己對病痛舉白旗投降，無法再做出任何反擊。」

那麼美國安寧照護的概念到底是如何成形的呢？是出自於憐憫之心？還是想要讓人人都能享有平等的醫療資源？或許後者原本並非是安寧照護的本意，但它卻誤打誤撞的建立起一套最符合經濟效益的照護方式，因為在美國健保體制下的患者，假如想要接受安寧照護，就必須放棄其他有機會延長他們生命的醫療處置。

安寧照護並不包含昂貴的化學療法、放射療法，因為對那些躺在加護病房裡，人生只剩不到六個月可活的病人來說，他們已經不再適用這些治療方式。換句話說，在安寧照護的計畫之中，已經沒有「為重症患者延長壽命」的這一個選項。有趣的是，一項針對重症患者做的著名研究卻發現，將只接受積極治療，以及同時接受積極治療和安寧照護的病人相比，後者的存活時間反倒比較長，而且耗費的醫療費用也比較少。許多參與這項研究的病患都覺得，積極性的治療對他們本身並沒有任何正面的幫助，希望醫療人員可以用更坦誠的態度，給予他們比較具支持性的醫療處置。

依丹妮絲的狀況來看，她的漸凍症既不可能治癒，也不能透過化療、放療和手術等醫療處置獲得改善。因此，她堅決表明了自己不想在人生的最後幾天，靠著呼吸器苟延殘喘的立場，簽署了安寧照護的同意書。

※

準備返回澳洲的前一晚，我跟保羅、丹妮絲和她的兄弟姊妹共進晚餐。晚餐過後，我把「丹妮絲的宣言」朗誦給大家聽，並向大家說明她的所有意願都可透過美國安寧照護體制實現。然後我們討論到撒放骨灰的細節，詳盡安排了關於丹妮絲後事的所有事宜。整場討論就這麼在杯觥交錯的輕鬆氣氛下結束。最後大家舉杯敬酒時，我不忘向丹妮絲一家表達內心的澎湃之情，謝謝他們願意讓我參與這場討論，這幾天的經歷，我必將永誌難忘。

後來丹妮絲在安寧照護體制的專業照顧下又活了九個月，這段期間她除了沒有安排音樂治療師到府演奏外，善用了所有安寧照護提供的服務。丹妮絲離世的時候，雖然我們還是難掩悲傷，但卻很慶幸她在人生的最後幾個月裡能及早認清自己的處境，並選擇了一套最適合自己的照護方式，所以她才能夠有尊嚴且安詳地向這個世界告別。

第九章

持續演進的加護醫學

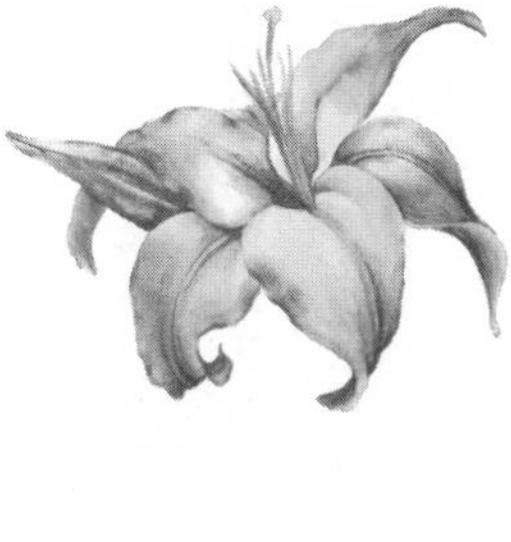

加護醫學的許多醫療處置方式都是長年經過反覆推敲修正而來。呼吸器就是一例，它雖然可以幫助患者維持正常的呼吸，但若長期使用卻會導致患者的心肺能力每況愈下，迫使患者必須一直仰賴呼吸器的輔助才有辦法保持正常的肺活量。因此為了增進患者自主呼吸的機會，現在的呼吸器大多配有感應器，可以先偵測患者的呼吸狀態，再用合適的氣壓給予患者準確的氣體量。現在腎衰竭患者使用的連續性血液透析；還有心血管患者在心臟附近植入導管，注入強效藥物維持心血管正常運作等醫療處置方式，皆是長年累月發展而來。另外，這些年間，加護醫學也加入了許多精密繁複的維生設備，像是葉克膜體外心肺循環系統（ECMO）或是主動脈內氣球幫浦（IABP）等，並針對重症患者開發出一系列有關管餵、止痛、鎮靜和防止深層靜脈血栓的標準照護步驟。

就在加護醫學這門專科日益蓬勃發展之際，醫學界也開發出了越來越多可以支持身體功能的藥物和介入手段，協助患者挺過病痛。這樣的轉變讓人不禁開始思考，在加護病房的支持下，人體究竟只需要多少的基本能力就能存活下去？理論上，身患重症的時候，四肢的活動能力跟病人的存活率最沒關係，腎臟、消化道、心臟、肺臟、肝臟和大腦等器官的運作狀況，才和病人的生存機會息息相關，而目前除了肝臟和大腦之外，所有器官的功能都已可由機器取代。由此看來，說不定肝臟和大腦就是醫學界下一個要努力攻克的挑戰。

加護病房原本只是醫院為了給予重症患者特別照護，刻意劃分出來的一個空間，但是發展至今，此空間裡不僅容納了各種有利病人生存的機器、監測儀和設備，更配置有專職負責這方面醫務的醫師和護理人員，讓加護醫學慢慢成為一門專科，在醫界占有一席之地。

根據以往的經驗來看，加護醫學除了有機會延長患者的生命，加護病房裡的患者更鮮少會無預警的突然逝世。在加護病房裡過世的病人，有超過百分之九十都是患者或家屬主動放棄積極性的醫療處置所致，僅有不到百分之十的病人是意外逝世；反觀普通病房，由於受到的照護沒有這麼周延，所以病人的猝死或病情突然惡化的機率仍比加護病房高出不少。畢竟，加護病房的醫治重點，本來就是要確保患者可以存活，所以自然會特別注意所有可能造成患者死亡的因素。

不過，撇開加護病房對病人狀態的密切監控和裡頭的資深醫療人員不說，導致加護病房和普通病房的存活率有如此差異的原因，主要還跟近年來醫院裡病人年齡層的變動有關。現在到醫院求診的患者，年齡層不只越來越高，其中患有慢性疾病的人也越來越多，所以醫療人員在處置病患面臨的潛藏風險亦相對提高。因此，放眼全球各國，今日加護病房裡的醫療人員在整間醫院中，扮演舉足輕重的角色，醫院裡的緊急醫療體制絕對少不了他們。

各醫院的緊急醫療體制都涵蓋了兩大基本功能。第一是透過觀測異常的生命徵象（例如血壓、意識、呼吸和脈搏等）「鑑別」入院病人的風險高低，此舉可以讓高風險的患者有機會受到額外的「關注」；假如護理人員在第一時間覺得患者的狀況不樂觀，需要額外的協助，他們便可啟動緊急醫療體制的第二項功能：依照患者的需求，請求其他專科人員的「緊急支援」。

這樣的處理步驟並不難理解。透過這樣的方式，醫院可以迅速依據蒐集到的生理數據鑑別入院患者的風險，並在患者因心臟驟停或病情加重致命前，直接為他們安排最恰當的醫療人員；整套流程可謂完全以病人的需求為中心，省略了過去數十年間就醫時必須歷經的繁瑣步驟。

儘管現在各方廣為應用加護醫學這個概念，但在這個概念剛出現在醫學界的時候，卻並非每一個人都認同這種照護重症患者的模式。回顧醫院裡尚未成立加護病房時，急症醫院的醫師都認為普通病房就可以提供患者最棒的照顧，根本不必再另外設立什麼加護病房。我想許多跟我一樣站在加護醫學最前線的人，都還記得那段篳路藍縷的日子。

當時想要打著「給予患者普通病房所沒有的醫療支持」的口號，在醫院裡另闢一個小空間，成立一間可以讓患者更有機會活下去的加護病房，簡直是不可能的任務。反對者常會說，只要院方多花點心力訓練急診人員的素質，讓他們可以更準確的判定入院者的狀態，即便是沒有這些耗費重金打造的加護病房，患者依舊可以得到最佳的照護。然而，時過境遷，醫學界也早已潛移默化的接受了這個觀念，現在許多醫院都會毫不猶豫地把重症病人送入加護病房裡觀察、照顧。

拯救生命和預防嚴重併發症是急症醫院一直以來秉持的理念，但加護醫學主導的緊急醫療體制卻揭露了這個理念的一個弊病。一開始，加護醫學純粹是為了及早從眾多病人中，過濾出重症者，並盡快給予他們最大的支持，避免他們死亡或是衍生其他嚴重的併發症。只不過，那時候我們卻沒想到，這套方法過濾出的人，同時也可能囊括了那些生命即將壽終正寢的人；而且不論這些被過濾出的重症患者，到底是有機會徹底康復，抑或者是早已行將就木，一旦被送入了加護病房，在各種維生機器的支持下，他們都不可能在自然的情況下死亡或是發生心臟驟停的情況。

看到這兒，或許你會說，這樣誤入加護病房的病人應該不多吧？光憑這套體制可以顯著降低病人死亡率這一點，就足以將功抵過了吧？可是，實際上這樣的人數並不少，所有被送入加護病房的病人中，裡面大約有三分之一的人都是屬於行將就木的患者。換句話說，這些臨終的病人一旦被送入了加護病房，一直要到病況危急，不得不按下緊急鈴呼叫醫護人員時，才有機會被人看見他們已經有一條腿正準備踏入棺木的事實；遺憾的是，即便醫護人員知道這個事實，通常也還是會繼續搶救他們的生命，而非讓他們靜靜向人生的最後一段路道別。這個比例實在是高得驚人，以教學醫院來說，一天至少會接到六通來自加護病房的緊急呼救通知，這表示一天大約就會有兩個人屬於剛剛我們所說的那個狀態，一年下來，光一間教學醫院就約略會有高達七百名這類的病人，而他們每一個都必須等到人生真的只剩下最後一口氣的時候，才有可能被人視為是已走到生命的盡頭。

換言之，倘若你的病症可以藥到病除，那麼加護病房或許很適合你，但倘若你是一個體弱多病、身上的病痛還不太可能靠著醫療手段逆轉的老年人，加護病房恐怕就不太適合你。無法明確鑑別出這兩大類病人，是臨床醫療人員的一項重大缺失。這些醫療人員之所以無法做出正確的判斷，一方面可能是欠缺這方面的訓練，另一方面則可能是不願面對這類議題，因為如果他們將病人歸類為後者，似乎就表示他們對患者束手無策，只能眼睜睜看著死神步步逼近病人。又或者第三種情況是，他們可能只是無法拿捏時機，不曉得該何時向臨終病人和家屬提出不同於積極治療的想法。

這個問題儼然是臨床醫學急需解決的當務之急，目前學界也需要有更多人員投入臨終醫療的研究。除此之外，臨床的醫療人員也應該盡快彙整眾人的實務經驗，打造一套真正以病人為中心的緊急醫療體制。

想要全面改善今日的緊急醫療體制，除了要調整醫院所有人員處置患者的態度，更要建立起一個可以快速接應患者的組織系統，並配置有擅長討論這類議題的專業人員。如此一來，院方才可以坦然和病人及其家屬討論預後狀況，有效溝通雙方的想法，給予病人和家屬適當的治療和支持。

不過假如現在你已步入年邁力衰的階段，還請你去醫院掛病號時，多多留意醫療人員對你的處置，因為他們在給予你醫療上的支持時，或許並不會考量到你是否將屆人生的最後階段，也不會主動詢問你對臨終醫療的看法。說得更明白一點，他們可能根本不知道對你做的積極性治療，有可能讓你未來必須承受莫須有的磨難。

第十章

診斷面臨的兩難

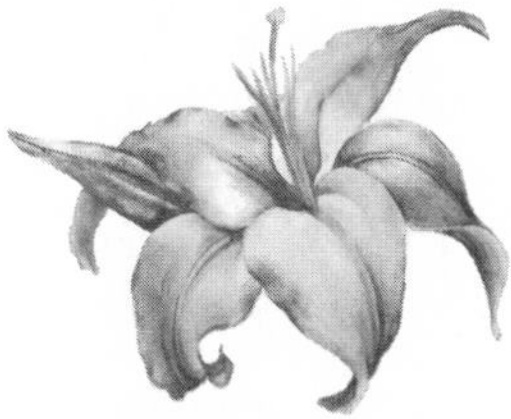

我正忙著為兩位爭得臉紅脖子粗的同事進行調解，躺在四號病床上，高齡八十五歲的瑪德琳就是讓他倆僵持不下的爭端。這兩位醫師都有繁重的醫務，誰也不想再攬上照護瑪德琳的工作。諷刺的是，面對瑪德琳這樣年長的病人，其實我們也不能對她做多少具有治療意義的醫療處置。或許正因為如此，這兩位醫師才都不願接手這顆燙手山芋。

瑪德琳是一個老菸槍，過去幾個月已經因為喘不過氣進出醫院六次，而且這個狀況每次都是因她抽菸的習慣所致。不幸的是，像瑪德琳這種菸齡超過六十年的病人，不可能只有肺部受到損害，她身上的其他器官亦難逃菸草的荼毒，包括心臟。瑪德琳常常喘不過氣的狀況，有部分原因也要歸咎於她的心臟衰竭。現在讓這兩位醫師吵得不可開交的，就是他們對造成瑪德琳喘不過氣的根本原因看法不同。胸腔內科醫師主張，X光的影像顯示，瑪德琳肺部損傷的狀況正隨著她的心臟衰竭每況愈下，所以心臟衰竭才是讓她現在喘不過氣的主因；心臟科醫師雖然認同這一點，但是他認為瑪德琳喘不過氣的狀況，追根究柢還是抽菸所致。其實，瑪德琳一開始入院，就已經被歸屬在胸腔科的照護範圍之內，所以在這個情況下胸腔內科醫師恐怕推託不了照護瑪德琳的責任。醫院裡天天都會上演這種場面，而這種先斬後奏的醫務分配方式，也常讓醫師在調解醫務上心力交瘁。

傳統醫學（conventional medicine）把疾病分為「急性」和「慢性」兩大類。「急性」指的是發病的速度，而非病情的嚴重性。「慢性」則通常是指會長期影響人體健康狀態的疾病。以慢性疾病纏身又有急性尿道感染的老年人為例，他的急性症狀其實很好解決，只要投予抗生素，再依需要替他注射一點靜脈輸液，就可以充分改善他尿道感染的狀況。然而真正難以根除的，卻是他身上諸多的慢性疾病，例如心臟衰竭、失智症和慢性腎臟病等，而這些疾病也才是決定患者整體預後狀況的主要因素。

十七世紀的英國醫師湯瑪斯・席登漢（Thomas Sydenham）曾如此描述急性和慢性疾病，他說：「急性病就像是上帝突然丟給我們的考驗，至於慢性病則像是我們自找的麻煩。」基本上，急性疾病才是醫學治療的重點，醫生受訓的時候，也都以此為圭臬，所以病人來到醫院，院方一般都是依病人的急性症狀做診斷，同時以這些診斷去請領健保的補助經費；換句話說，當官方在規劃健保體制的方向時，這些診斷資料也就成了他們最主要的參考標的。然而，這往往會讓人忽略了一個事實，即慢性疾病不僅是造成老年人發生急性尿道感染的潛在因素，更會深深影響他們的預後狀況。

許多年老力衰的病人被送進急症醫院，雖然都是為了治療所謂的急症，但他們身上的諸多病痛，在現代醫療的極度分工下，可能會同時符合四到五種次專科的收治標準，此時醫療人員往往只能隨機分配一位可醫治他症狀的專科醫師，也因此即便是同一位長者，因為相同的急症入院，每次照護他的醫師，其科別亦不見得相同。

瑪德琳的狀況就跟醫院裡絕大多數的老人家一樣，她身上有一大堆老化性疾病和共病症，根本不適用健保體制那種用單一診斷名詞說明病人整體健康狀態的診斷方式。瑪德琳不僅有糖尿病、高血壓和慢性腎衰竭，更有其他像是冠狀動脈疾病、膽固醇過高、胃食道逆流、骨關節炎、中風病史、心臟衰竭、周邊血管疾病和慢性呼吸道疾病等與年紀息息相關的慢性健康問題。老實說，我們加護病房裡的每一個病人幾乎都有上述的這些病症，所以我們甚至考慮要把這些疾病全刻在一個印章上，這樣我們就只需要在診斷書上蓋上印章，然後直接圈選他們患有哪些疾病即可。可惜這些總是跟老年人形影不離的疾病，在傳統醫學的體制下很難獲得良好的治療成效，所以現在我們醫院裡像這樣被慢性病纏身的老人家越來越多。鮮少有醫生可以坦然地告訴患者，老化對這類疾病的影響有多大，而且儘管現代醫學再怎麼進步，都還是難以治癒這些病痛。話雖如此，身為醫療人員，如果可以主動跟病人討論他們慢性病的現況以及後續可能的發展，仍可以從其他面向為病患做許多事情。

不論是在醫學理論或是實務層面上，「下診斷」皆是醫生受訓中不可或缺的一個環節，因為當病人提出「醫師，請問我出了什麼狀況？」醫師就必須設法針對他的症狀下一個明確的診斷。充分了解病人的問題所在，給予診斷，並對症下藥是醫學實務的要務之一。至於醫師若想要做出一個恰當的診斷，就必須藉由檢閱病人的病史，檢查其生理狀態，以及利用鑑別診斷（differential diagnosis）去揀選出最符合患者症狀的病因。

世界衛生組織（World Health Organization，WHO）把疾病的診斷分類標準彙整成一套名為「國際疾病分類標準」（International Classification of Diseases，ICD）的編碼系統。目前這套系統已經被翻譯為四十二種語言，為一一〇個以上的國家所採用，應用在臨床診斷、流行病學、健康管理、健保經費核銷和醫療資源配置等面向。「國際疾病分類標準」依照疾病的病徵和症狀、異常、主訴，以及其涉及的社會狀態和外傷等因素，依序羅列出超過一萬四千四百筆不同的編碼，如果再加上它裡面子分類的編碼，總編碼數更可高達一萬六千筆。

為了讓診斷的概念更加具體，一九八〇年代初期，耶魯大學醫務管理研究所的學者導入了診斷關聯群（Diagnosis Related Groups, DRGs）的觀念。不過後來在實務應用上，卻發現耶魯學者發展的診斷關聯群制度存有瑕疵。診斷關聯群制度是為了鑑別醫院提供的「醫療服務」制定，而每一種特定的醫療服務都可以向健保申請相對應的補助經費。

如果診斷出病人的問題後，醫師可以迅速解決，且沒讓病人衍生出其他併發症，就可以順利申請到健保補助；假如情況相反，則不能如願申請到經費。說白一點，診斷關聯群制度表面上看起來雖然是一種分類疾病的方式，但實質上它並非是以輔助醫療診斷為目的，而是一種為了有效管理醫院成本和醫療品質所建立的財務工具。目前，這套制度已廣為世界各國採用。

原則上，這種管理醫院成本的方式很合理，也很好理解。以摘除膽囊這類小手術為例，套用診斷關聯群制度的分類標準，這種手術的專有診斷名稱叫做「膽囊切除術」（cholecystectomy）。如果醫師順利替病人完成了手術，醫院就一定可以向健保申請到這筆健保補助經費；相反的，萬一術後患者因併發症延長住院時間，就會被歸因為醫院處置不當，耗費了無謂的醫療成本，則院方恐怕就拿不到這筆健保補助經費。

於是乎，毫不意外地，整個醫療產業就開始依循著診斷關聯群制度的脈絡，在業界發展出了一套可以順利請領到健保補助的「攻略」。由於診斷關聯群制度對診斷結果的解釋相當有彈性，所以這表示會計師在申請健保補助經費時，可以選用最有利於請領經費的診斷名稱去申報。也就是說，在這個體制下，一間醫院的績效好不好，完全取決於院方的會計師腦袋靈不靈活。舉例來說，一間聘有合法會計師的精明醫院，只要用「呼吸衰竭」或是「敗血症」之類的診斷取代「肺炎」這個診斷名稱，就可以巧妙降低院方病人因肺炎而死的死亡率；同樣地，會計師如果想要幫院方拿到更高的健保補助金額，也可以如法炮製，將申報的診斷名稱稍微調整一下，院方便能如願拿到較高的補助經費。換句話說，只要醫院有心搞小手段，診斷關聯群制度其實根本無法有效鑑別出醫院到底有沒有提供患者良好的醫療服務。

不過瑪德琳的狀況並不適用這套繞著健保補助經費打轉的疾病分類制度，事實上，近期絕大多數送進我們醫院的年長病人都不太適用這套制度。已開發國家的病人族群已經變了，越來越少病人身上的病痛可以只用一個診斷名稱就徹底囊括。現在的人越來越長壽，身上也越來越多跟老化有關的慢性疾病。不論國際疾病分類標準和診斷關聯群制度再怎麼調整對疾病的編碼方式，那些病名或是編碼，都無法準確的定義出病人的臨床狀態，即便是同時使用多組編碼也不例外。就在今日我們越來越了解病理生理學，和擁有更多探究患者狀態的精密工具之際，表列的「疾病」和「診斷」名詞數量早已超過數萬筆。若把時序倒轉到兩百年前，我想那時候的人的死因並不會太複雜，大多是死於諸如霍亂、斑疹傷寒、肺結核、肺炎、創傷、敗血症或是難產之類的原因；現下，生活在開發中國家的人民，亦有不少年輕人會因某些單一原因死亡，例如肺結核、瘧疾、愛滋病和創傷等。然而，診斷名詞數量的與日俱增並非全然是人類壽命變長的關係，隨著醫學越來越發達，還有醫療技術跟設備的精進，醫學界幾乎天天都會發現新的病症。

言歸正傳，現在我們要討論的重點既非是現代醫療的進步，也不是罕見疾病的發現，而是要了解病人族群到底發生了怎麼樣的變化，然後看看這些變化會讓診斷的概念發生怎麼樣的轉變，以及這類的轉變會對整個醫療架構帶來怎麼樣的影響。尤其，我們需要深入去探討這些一板一眼的診斷編碼，在描述正常老化或是臨終患者的狀態時，會衍生哪些缺失。以腎臟科為例，該領域的醫學專家就正在考慮是否該把正常老化所導致的腎臟損傷，歸類到慢性腎臟疾病的範疇；一旦慢性腎臟疾病納入這項評判標準，就表示年紀大於七十五歲者，幾乎有過半的人都會得到這個「病」。

再者，儘管醫院的病人族群早已大幅改變，但今天醫院運作的方式卻還是跟五十多年前一樣，急診部仍只是醫院裡附屬的一個部門。一九六〇年代之前，急診部通常都是用來安置無法掛號看診，或是無力負擔私人居家看護費用的病人。一九六〇年代之後，急診部才慢慢變成醫療護理的重點單位，不再以社區護理的角色自居，成了匯聚醫療頂尖科技和人才的地方。社會大眾也發現了這個轉變，因此病人對急診的接受度越來越高，急診室經手的病例數也越來越多，病人歲數超過八十五歲的個案數尤其明顯增多。

在這個時代，人們很少會在短短幾天或是幾週內就因生病死亡，多數的人都會很長壽，然後在年紀增長的過程中，身體才會慢慢因老化浮現病痛。許多長者在人生的最後幾個月裡，都必須反覆進出醫院，苦苦對抗歲月為身體帶來的病痛。坦白說，這是一場沒有勝算的戰鬥。可是我們的醫療體制卻還是堅守過去那種「頭痛醫頭，腳痛醫腳」的診斷原則，認為只要治好病人入院的單一問題，讓病人可以重新返家生活即可，殊不知這樣的做法對現代的年長病人來說，只是「治標不治本」，患者很快就又會因為相同的原因反覆入院。由於降低患者重複就醫的次數，是整個醫療產業不斷努力的目標，所以在醫院評鑑上，病人的再入院率亦會列入考察的項目，過高的再入院率，恐怕會讓醫院的考績大打折扣。

因為醫院的再入院率過高，會讓人合理推斷，醫院處置病人的手段或許哪裡出了狀況，才會導致患者的問題無法徹底根治，而院方當然應該為此受到應有的懲罰。水能載舟，亦能覆舟。醫院的評鑑制度乃是為了維護病人的醫療品質而設，但有時候院方可能為了避免患者住院過久，無法順利請領到健保的補助經費，才會讓病人在病症尚未根治前提早讓他們出院。然而，基於老化實在是難以逆轉，所以醫院裡年長的病人反覆進出醫院的狀況，遂成了一種情非得已的局面，此趨勢連帶使得今日的醫療體制面臨了更為險峻的處境，甚至很可能拖垮整個健保制度。因此就現實層面來看，現在許多因收治年長病患受到財務性懲罰的醫院，並不是他們提供的醫療品質不好，而是因為至今整個社會都還自欺欺人地認為，老化所導致的疾病是「可以治癒的」，不願意坦誠面對，即使醫學再怎麼進步，它終究還是無法無所不能，社會應該花更多心力和經費提供年長者更多合適的臨終照護服務。

姑且不論對錯，現在許多老化性病症都被當成一般的疾病處置，是不爭的事實。對這些年老體衰的病人來說，醫師對他們健康上的幫助其實相當有限，因為這個階段他們的身體狀態本來就只會不斷走下坡，但這個事實卻仍不足以讓醫師停止企圖用各種藥物力挽這些生命的舉動。有時候，這樣不顧一切拯救病人性命的行徑，也會讓醫師的內心深受折磨，甚至是自責自己為什麼要替這些年長病人動那些無法改變事實的手術，讓他們必須待在加護病房裡，靠著冰冷的維生機器度過人生的最後幾天。

加上醫療分工日趨專業的關係，這種情況更是益發嚴重。百病纏身的老年人被送入醫院後，他們身上受損的每一項器官都會被分派給不同專科的醫師處置，而每位專科醫師大多只會專注在自己負責醫治的器官上，鮮少會從病人的整體狀態去審視這些醫療處置到底恰不恰當。現在這些所謂「生病的老年人」，正是占了急症醫院裡大半床位的主要族群，但令人哭笑不得的是，絕大多數時候，急症醫院都無法提供這些「生病的老年人」所需的照護。對年長病患而言，他們所需要的並不是靠一大堆藥品和醫療手段壓下眼前的病症，而是要一套可以根據他們需求規劃的照護服務。與其躺在醫院裡度過人生的最後一段日子，許多年長者都寧可選擇在家中或是社區機構裡接受治療。

縱使年長者這種年老體衰的狀態很難從現行疾病分類的標準中，找到一個可以「一詞以蔽之」的診斷名詞，可是「下診斷」仍是醫學中最重要的一個部分。《新英格蘭期刊》（*New England Journal of Medicine*）裡的「馬薩諸塞州總醫院的案例報告」（Case Records of the Massachusetts General Hospital Grand Rounds）專欄，每週登載的內容就是院方發現的各種罕見疾病，而跟著這個專欄的敘述找出正確病名的過程，就跟破解《紐約時報》上的填字遊戲一樣充滿挑戰性。廣受歡迎的美國電視影集《怪醫豪斯》（*House*），其劇情主軸也是以罕見疾病為賣點；劇中主角是醫院裡的傳奇人物，雖然他性情古怪、難搞又跛了一條腿，但他卻總是能從病人身上撲朔迷離的症狀，理出一條脈絡，正確診斷出他們得到什麼罕見病症。

老實說，探究罕見疾病並沒有什麼不妥，畢竟有少部分的患者有機會從中受惠，只不過醫學主要的焦點還是該放在照顧大眾病人上。未來大部分的病人必定都會面臨長期醫療和社會支持的問題，所以當下這方面的議題才是我們急欲解決的重點項目。

我本來以為，什麼疑難雜症都包辦的急症照護或是住院醫師，在處置病患時，可以用更宏觀的角度去提供患者所需的醫療服務。然而，事實卻非如此。他們在處置病患時，心中依舊奉行著傳統醫學的核心理念，相信依照診斷給予患者適當的醫療處置，便可讓病人「藥到病除」。同樣的，即使是老年病學醫師，他們行醫的方式也跟其他醫師相去不遠，不願跳脫傳統醫學的框架。當然，社會上還是有人認為傳統醫學對年長病患的幫助不大，比方說我和我的同事，或是身邊有親人即將臨終的家屬，我曾想過，說不定我們的親身經歷可以讓醫界重新思考傳統醫療對年長病患的適當性，並進一步用更體恤、符合病人需求的方式去照護患者。可惜不是事事都能盡如人意，就算大家明白這層道理，但在實際執行面上，遵循傳統醫學的處置方式實在是省事又經濟許多，醫療人員不僅不必耗費額外的時間與病人及其家屬一一解釋他們的處境，院方也比較容易拿到健保的補助經費。

我這麼說並不是要一竿子打翻傳統醫學的所有貢獻，只是當病人的身體因年老而衰弱之際，我們該做的應該是協助他們適應和管理這些老化所致的不適症狀，而非一味想要依循常規的治癒它們。

遺憾的是，目前醫學界尚未把「高齡」、「衰弱症」或「臨終」等名詞納為診斷名詞之列。這個現象隱藏著一個發人深省的意義，即所有醫療機構和專業臨床人員常常無法認清病人已經即將走到人生終點的事實。就算「國際疾病分類標準」的編碼制度將越來越多五花八門的疾病列入範疇，卻始終無人正視發展臨終醫療的重要性。

要精準預測病人的死亡時間不是一件容易的事，但避而不談絕非正道，在適當的時機點，我們還是該與病人和家屬誠懇地討論這件事。安寧照護對癌末病人的幫助非常大，現在甚至發展為一門專科；除了癌症，陸續也有其他重症疾病開始採納這種照護方式，例如心臟衰竭。儘管如此，安寧照護其實依舊是一門仰賴「診斷」來行事的科別，所以對那些身體因老化逐漸衰弱、人生將盡的老人家來說，這種照護方式還是相當不普及。假如醫師願意誠懇地跟臨終病人和家屬解釋他們的處境，安寧照護可以對這些病人產生不小的貢獻，讓他們能在臨終前獲得合適的醫療支持。

現今對疾病的定義和分類方式，還牽扯到許多其他層面的問題，譬如說，家族病史。問診時，醫師按慣例都會了解病人家族病史的狀況，包括詢問其父母，甚至是祖父母身故的原因。假如病人說，他們生前沒有什麼特別的病痛，卻在四十歲時因心肌梗塞喪命，醫師很輕易就可以找出他們家族病史的脈絡，可是萬一病人說，他們的父母或是祖父母是因年老體衰，並於八十五歲壽終正寢呢？更甚者，他們很可能會直接轉述他們親人的死亡證書上記載的，或是當時院方醫師告訴他們的死因給問診的醫師。死亡證明書的不可信度在醫療界可是惡名昭彰。每一個逝世的人都必須要有一張死亡證明書，而這張紙上陳述的死因亦必須是一個符合診斷標準的特定診斷名詞。之所以說死亡證明書可信度不高，是因為這些診斷通常都是由行事懶散或欠缺經驗和訓練的菜鳥醫師開立的。除此之外，大部分的醫師都知道，現在想要開出一張「指出確切死因」的死亡證明書也不太容易，因為許多病人在臨終之際，全身的機能幾乎都因高齡漸漸衰竭、停擺了，但是如前面所說，目前的診斷標準中尚未有可以囊括這個狀態的診斷名詞。沒錯，現行「國際疾病分類標準」的各個診斷名詞，的確皆遵循嚴格的統計分析結果所打造、定義，不過假如它採用的原始數據一開始就不夠精準，那麼最終得出的統計結果注定也沒有什麼可信度可言。

不幸的是，我們的健保體系就是依循這樣錯誤的數據建置而成。比方說，我們可能都聽過這個說法：心血管疾病是最常見的奪命殺手，所以我們的健保必須在這方面投注更多的資源。這套理論不但錯估了死亡證明書的可信度，更忽略了健保體制推行的那些預防性或治療性醫療支持，對臨床上的許多年長病人都沒有幫助。再者，不管是什麼因素拖垮你的整體健康，只要心臟不再跳動，沒有人活得下去，所以死亡證明書的死因欄上才會這麼常出現心血管疾病這方面的診斷名詞。

倘若你仔細去檢視每個病人的死因，就會發現，許多人其實是死於「歲月的溶蝕」。在這種情況下，我們還不如用「高齡」或「衰弱症」之類的詞彙來詮釋他們的死因，一直執著用單一或一大串嚴謹的診斷名詞來陳述他們的死因，似乎不太恰當。這些病人的生命力，很有可能只是被活動力下降、體重減輕、體力變差和對生活不再充滿幹勁等種種因素消磨殆盡，根本不是死亡證明書上那些文謅謅的死因。話雖如此，但一般沒有受過專業訓練的民眾，當被問及親人的死因時，大多也只能依死亡證明書的內容照本宣科，無法額外詳述當時他的親人還患有哪些共病症，更何況，即便他們能提供醫師詳細的家庭病史，是否就表示他們未來也有機會歷經跟他們已故的親人同樣的遭遇呢？雖然這也很有可能，不過就算是正常老化，每一個人呈現的方式也不見得一樣，例如有的人可能會因抵抗力每況愈下，受到感染而身亡；有的則可能是因為肌肉強度和質量下降，導致跌倒喪命。

躺在九號病床上的亞伯特八十二歲，是位因長期吸菸導致心肌缺氧、心跳驟停的病患。亞伯特跟瑪德琳一樣，心臟也有冠狀動脈狹窄的問題；送入醫院前，他的心臟大概一直處於需氧量不足的狀態，引發纖維性顫動，繼而致使心臟驟停。再加上亞伯特有失智症，容易把食物和唾液嗆入肺部，更讓他缺氧的狀況雪上加霜。或許導致亞伯特心跳驟停的因素還有攝護腺癌，由於癌細胞讓他的活動力和免疫力變差，在雙重夾擊下，他不幸染上了肺炎，加劇了他缺氧的情況。入院三天後，他就與世長辭。你說，在這種情況下，我在寫死亡證明書的時候，應該在死因欄裡填上什麼樣的死因？奪去亞伯特性命的因素不但多，而且它們之間還相互牽絆，若要把它們分開來一一究責，然後再從中挑出一項作為主要死因簡直是不可能的任務。曾經，醫生是可以將「高齡」寫為死因的，不過高齡跟心血管疾病不一樣，它不是一個可以靠預防來防治的公衛議題。也就是說，如果現代醫學把高齡列為死因，就等同自打嘴巴，因為現代醫學再怎麼努力，也不可能挽救因高齡而消逝的生命。

在加護病房裡，我們常用到「多重器官衰竭」這個名詞，它通常是指病人因感染或創傷等急症，導致身上多個器官無法正常運作的狀態。除此之外，這個名詞還很適合用來形容那些全身器官因年老衰退或失去功能的病人。

現代醫療確實大幅改善了部分發生在老年人身上的慢性疾病，例如中風、心肌梗塞和糖尿病等，讓人類的壽命越來越長。儘管如此，我們還是不得不承認，在這個老年人慢性疾病越來越多的時代，現代醫學並非無所不能，很多時候它甚至毫無用武之地。現代醫學近年大有斬獲的部分，主要是在防治醫學這個領域，但「老化」這件事是人生必然的結果，根本無從防範或是治療，現代醫學對這方面的幫助當然也就相當有限。因此，現在的當務之急，就是我們應該轉換看待現代醫學的態度：不要老是不顧一切地想要靠著它延長壽命，而是應該認清它的極限，並誠實面對它對年老和臨終者的意義，想辦法用更符合這些病人需求的方式給予他們支持。

另外，傳統醫學那種只用單一診斷名詞來詮釋病人入院原因的方式，已不太合乎時宜，因為現在許多需要住院的病人，純粹是身體太過衰老虛弱，以致一般的社區照護無法提供他們完善的支持，再加上，照護者本身的年紀通常也不小，當病人身體過度孱弱時，他們大多也沒有體力負荷照護病人的沉重工作。許多因為這類原因被送入醫院的重症病人，他們的人生都只剩下最後的幾天或是幾週而已，而且在他們百病纏身的情況下，單一的診斷名詞很難貼切描繪出他們的臨床狀態。

然而，儘管是在這種情況下，病人還是會想要知道自己的身體到底出了什麼狀況，所以發展出一套能夠更有效和病人溝通的醫學新語言，恐怕是勢在必行。由於老化牽扯的層面太廣，到了這個階段，老人家全身的器官功能都已因為歲月而嚴重耗損，比起直接用單一診斷名詞斷定病人的健康狀態，倘若我們可以用更親民的方式告訴他們，老化才是他現在躺在病床上的主因，然後再向他們一一解釋共病症的意義，告訴他們現代醫學可以針對他們的共病症（例如高血壓、冠狀動脈疾病和骨關節炎等老化性疾病）提供怎麼樣的協助，以緩解這段日子的不適感，或許反倒能讓這些患者更了解自己的健康狀態，並且讓他們獲得更多合乎需求的醫療支持。凡事都沒有絕對，在討論的過程中，一位好醫師絕對不會避諱提及對病況的不確定性，因為醫生也是人，不可能無所不知、無所不能，所以某些時候他們難免也會吐露像是「我不敢保證」或「我不清楚」之類的答覆。

坦白說，這一點也是不少醫師需要突破的部分，因絕大多數醫師對眼前的不確定性都很難以啟齒。面對一個年老體弱的病人，醫師確實很難準確說出他們究竟還可以活多久，因為目前學界尚未有任何相關的統計數據，但其實依據病人的特定健康或生理機能狀態，醫師還是可以約略預估出病人離人生的終點還有幾個月或是一到兩年的時間；即便這僅是一個推估值，但我想，病人和他們的家屬還是有權知道。

日積月累的老化，通常會讓病人明顯感受到生理機能的變化，像是活動力下降、疼痛感加劇、認知能力變差和獨立性降低等等，所以從這個面向切入，與病人討論他們的健康狀態，一定會比用那些冷冰冰的剛硬醫學診斷名詞，還能讓他們了解老化對他們整體生活的影響。醫師的心中也必須有一個概念，即醫學在進步，診斷名詞的定義也該與時俱進。以心臟衰竭為例，一開始它對病人的影響可能非常輕微，但時間會加重它影響病人的程度，繼而對病人的生理機能產生嚴重的傷害；換句話說，即便是同一個診斷名詞，每一個病人在不同階段所需要的照護也不盡相同。有時候診斷名詞反而會束縛了醫師處置病人的方式，或許跳脫診斷名詞的框架才能讓醫師更專注在病人本身的狀態上，給予他們更個人化的醫療照護支持。

另一方面，也許我們應該思考何謂「適當的入院條件」。照理說，病人入院後，醫院可以提供他們正面的幫助才算是一個良性的入院條件，反過來想，假如醫院的資源對病人的病況沒什麼幫助，甚至是有可能對病人造成負面的影響，讓病人入院就是一個不智之舉。

不僅如此，用現行的診斷制度說明病人的病況和死因，恐怕會讓整個健保體制錯估目前整個社會正面對的健康挑戰，使得防治疾病的經費白白投注在錯誤的地方。畢竟對這些年老體衰的病人來說，診斷標準的名稱或是編碼不見得能反映出病人只是「時候到了」的事實，硬把現代醫學加諸在他們身上，很可能只是為他們帶來一連串徒勞又殘酷的折磨。

「醫師，請問我出了什麼狀況？」看似再尋常不過的提問，其答覆對病人的意義卻極為重大，而每一位醫師都必須學會以謹慎且坦然的態度和病人討論這個問題。

第十一章

衰弱症

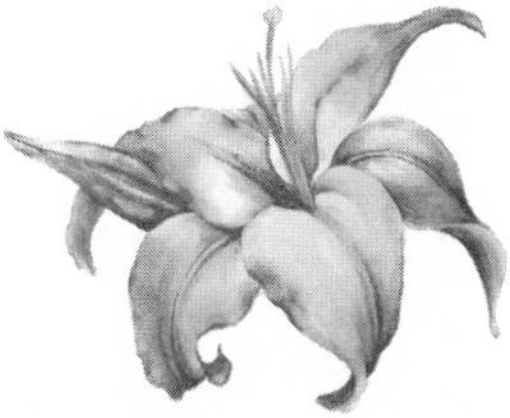

隨著老化人口越來越多，老化性疾病的盛行率也越來越高。常見的老化性疾病不外乎是跟心臟、肺臟、肝臟、腎臟和大腦等器官的機能退化有關，例如冠狀動脈疾病、骨關節炎、失智症、第二型糖尿病和高血壓等皆在此列。至於每個人發病的時機和嚴重程度，則主要由先天的基因決定，其次亦會受到諸如飲食、運動和抽菸之類的後天環境因素影響。除此之外，由於我們年紀漸長，細胞發生異常的機會變得比以往更高，再加上免疫系統的戍守能力變差，有時候癌細胞這類的惡性細胞或是微生物就會趁虛而入，在體內猖狂作亂。

目前疾病分類標準尚未把所有因正常老化而出現的病症歸為一類，而是把它們依照受影響的器官分類在各個不同的科別，也因此當你因這些疾病就醫時，醫師往往會以中止或是「治癒」這些「病症」為目標，開給你大量的藥物。不過前面我們就說過，老化本來就是人生無可避免的一個過程，這樣的做法對病人的幫助當然相當有限，可惜社會大眾對老化大多一知半解，所以許多年長者出現這些老化的病症時，通常也只能照單全收的接受各種藥物，甚至是手術之類等具有侵入性的治療手段。

這些實為老化所引起的病症最終會漸漸削弱病人的身體狀態，萬一有一天他們不小心受到感染或是摔了一跤，這一個對一般人來說或許沒什麼大不了的意外，極可能就成了壓垮他們整體健康狀況的大麻煩。然後，當這些人因為感染或是跌倒送醫治療時，我們的目光往往也只會聚焦在眼前的突發意外上，而忘了從更廣的角度去看待病人的基本健康狀態。況且直到今日，醫學界依舊還沒有為這類因老化引起的生理機能衰退創立一個專業的診斷名詞，所以醫師在看診時，才會更加專注在感染或是跌傷等醫療問題上，不太會去關注病人本身的整體狀況。

臨床上，醫師常常會用「共病症」或「多重慢性疾病」這兩個專有名詞概括老化性疾病，雖然它們的涵義並非完全相同，但是造成這兩類疾病的根本原因都是「歲月」。

近年來，越來越多醫界人士試圖用更精準的專有名詞形容老化，經過多年的努力後，現在終於有了一點成果。「衰弱症」（frailty）一詞慢慢成了臨床形容老化的代名詞之一，因為老化走到了最後階段總會讓人看起來弱不禁風。除此之外，衰弱症也可以適切表達出年長者抵抗力變弱、容易罹癌或是跌倒的生理狀態。

衰弱症初期的症狀為無法從事跟以往相同強度的運動；接著則是行動明顯變緩慢，無法自行完成沐浴或是家務等部分日常活動；然後才是必須完全仰賴他人活動；最終便是只能氣若游絲、鎮日臥床不起。

衰弱症一詞的出現在臨床上別具意義，因為它意味著醫療不一定只能以治療為目的。醫病之間可以透過這個名詞，更坦然的談論「老化」這件事，讓雙方了解年老體衰者在受傷或是遭到感染時，必然會比較容易出現生理機能失能，甚至是性命垂危的狀況。有了衰弱症來定義病人的預後狀態，或許病人也可以更準確地表達自己對於積極性治療的意願；甚至在有選擇權的前提下，許多病人壓根不會想要待在醫院裡，反倒想要留在家裡或是到其他社區團體，以居家照護的方式度過餘生。

目前臨床有很多評估衰弱症的標準和量表，其中考量的基本要素有：步行速度、握力和單腳站立能力等。另外，下列徵狀也可能被列入評估衰弱症的項目，包括：營養不良、長期臥床、自主能力變差、褥瘡、步態異常、身體孱弱、體重減輕、厭食、容易跌倒、失智、髖關節骨折、譫妄和意識混亂等。在所有評估衰弱症的指標中，就屬走路速度變慢的指標性最高。也因此，我發現自己在看到年紀看起來跟我差不多大的人時，就會不由自主地暗自較量他們的步行速度，有時候甚至會刻意調快自己走路的速度，希望藉此減緩我步入衰弱症的速度。

年齡並非是衰弱症的指標性因素，就跟先前說過的其他老化疾病一樣，衰弱症出現的時機早晚，主要還是跟你的先天基因有關，其次則是你後天有沒有善待自己的身體。

我們可以用衰弱症的特性思考一些重要的議題，譬如生理機能衰退的速度會有多快、它對行動自主性的影響是什麼、什麼階段患者會需要更多協助等。這可以引發每一個人開始反思一連串問題，向醫師提出像是「到時候我需要怎麼樣的支持？」「我應該替自己規劃一套更周密的照護計畫嗎？」「如果要這麼做，我又有哪些資源可以利用？」和「在這種情況下，我還有多久日子可活？」等疑問。比起用各種診斷名詞定義你的身體狀態，衰弱症的評估指標更能夠讓你具體了解，未來你步入老年時有可能面臨的生存難題。

其實，不管你的身體有什麼病痛，當有一個診斷名詞可以概括你的整體健康狀態時，你通常會比較知道該如何自處。以癌症為例，確診罹癌的病人都會提出上述的問題，而且他們確實也有權利知道這些問題的答案。原則上，每一項疾病的病程和併發症都跟癌症一樣難以捉摸，所以病人的病況究竟會如何發展，以及是否可以再活個幾個月或幾年沒人能說得準，但依照大數據的推斷，大多還是能夠推得一個輪廓和數值。

衰弱症和高齡對健康的影響跟癌症有異曲同工之妙，所以一旦我們的生理機能因歲月大幅衰萎，藉由大數據的輔助，我們亦可推估出自己還剩下多少日子可活。雖然我們一直強調每一個人失能的速度和程度會不太一樣，可是大數據的平均值至少可以提供我們一個討論的範本，讓醫病之間可以依循這樣的框架去進一步探討「老化」在每一個階段對病人的影響層面，以方便病人了解和規劃未來可能需要協助的部分。

這一點非常重要，因為它把醫療的選擇權交給了病人，如此一來，病人才有機會依照自己的意願安排自己人生的最後一段日子。舉例來說，醫生必須告訴有衰弱症的病人，他們的身體會因老化越來越孱弱和行動不便，也比較容易出現肺炎或是尿道感染的狀況，甚至是需要更多的輔助才有辦法完成基本的日常活動等，這些可作為病人選擇醫療方式的依據。

加拿大健康與老化研究（Canadian Study of Health and Ageing，CSHA）所製作的「臨床衰弱量表」（Clinical Frailty Score），就是評估衰弱症的其中一套標準，它不僅將人體的生理狀態由健康到衰弱分為九個階段，還清楚定義出各階段的生理狀態，以下即為這九階段的生理狀態：

1. 非常健康：體格強健、充滿活力與能量。
2. 很好：沒有什麼病痛，但整體狀態沒有像「非常健康」那麼好。
3. 還可以：健康有一些問題，但控制得宜；除了走路之外，沒有規律運動的習慣。
4. 脆弱：日常活動尚可自理，但受限於健康問題，無法從事許多運動；常會感到做事的速度變慢，且大白天就精神不濟。

5. 輕度衰弱：更明顯感受到走路的速度變慢，外出活動、繁重家事和財務等較高階的日常事務需要他人協助才能完成；輕度衰弱症者獨自購物、走路、煮飯和做家事的能力會變得越來越差。

6. 中度衰弱：所有戶外活動和家務都需要他人協助；爬樓梯很吃力，連洗澡都越來越難獨力完成。

7. 重度衰弱：認知或／和生理機能受損，生活起居完全仰賴他人照顧。

8. 極重度衰弱：接近人生的終點，生活起居完全仰賴他人照顧；此階段者即便是染上一個小病往往都難以康復。

9. 末期：適用於存活時間剩不到幾個月者。

看完了這套評估標準，每個人肯定都會驀然發現，原來我們身處的社會中一直存在著好多符合各階段條件的人，不過整個社會體制卻遲遲未針對衰弱症擬定一套具體的對策。不論是健保體系或是社會福利方面，近年來它們的運作方式都無法應付未來數十年將不斷擴大的高齡化海嘯和衰老人口。不僅如此，現在社會上也沒有任何把焦點放在這個議題上的電影、小說、戲劇或電視影集，帶領大眾用更深入的角度誠實看待「老化」這件事。簡而言之，就是整個社會尚沒有面對這項挑戰的醒悟。

許多老人家之所以會在人生的最後一段日子裡吃盡苦頭，一方面是因為沒有管理好醫學可以輕易化解的病痛，一方面則是因為整個大環境缺乏處置衰弱症的正確概念。我們常常錯用積極性的醫療手段處置衰弱症的病人，殊不知這類醫療手段對生命即將走到盡頭的病人其實毫無用武之地。這一點正是目前社會在管理處於衰弱症狀態之老年人的一大弊病。

有了大數據，我們的確能夠更準確的預估年長者或是各類病人的生存率，然而，這似乎改變不了目前醫學界慣用積極治療手段處置老年人和臨終患者的做法。事實上，避免病情惡化不一定是這兩類病人和家屬最看重的目標，但眼前看來，醫學界給予他們的處置都是朝著這個方向進行，且鮮少主動將病人和家屬的意願納入考量。換句話說，現代醫學很少提供符合衰弱症條件的病人靈活的照護服務；而且病人和家屬大概自始至終也都不會曉得衰弱症的預後狀況到底是怎樣，以及現代醫學能為衰弱症提供哪些真正可以有益他們現況的事情。

日後必定很多人都將因各種癌症而死。通常這些人在被診斷出罹癌前，健康狀態大多還算不錯，要等到確診之後，他們的健康狀態才會急遽下降，走向死亡。然而，老化所造成的衰弱症可不是這麼一回事。現在許多在已開發國家的人，因為壽命越來越長，生理和認知能力因歲月日漸下降，或多或少都會被衰弱症所擾。衰弱症會慢慢削蝕這些人的活力和免疫力，然後你會發現，最終奪走這些人性命的，往往不是什麼天大的疾病，反倒是像肺炎或是尿道感染等，對青壯年人來說只是些小病小痛的病症。

坦白說，我們現行的健保體系主要是以單一器官出現問題的青壯年人為中心打造的。因此，即便是病入膏肓的癌症病人，常常也會依罹癌的器官而被轉介給特定的專科醫師治療，而這些主張現代醫學有辦法治癒大多數癌症的醫師，則會繼續為這些病患進行化療、放療等治療，讓這些病人在人生的最後幾個月裡受盡折磨。理想情況下，人生走到這個階段的病人，最需要的應該是「安寧照護」，而非「治癒癌症」。

所幸，近年來醫學界開始慢慢採取另一種方式來照護重症病人，讓安寧照護團隊能夠及早介入重症病人的治療過程。在專科醫師採取的「積極性療法」對病人的幫助變差後，安寧照護團隊就會扮演更強力的支持角色，除了提供患者更多緩解痛苦和不適症狀的醫療支持，也會在疾病初期就以最誠懇的態度向病人說明這個疾病的最終走向。事實證明，安寧照護團隊提供的醫療服務並非放棄病人，而是用更適合的方式照料癌症和其他重症病患，只不過美中不足的是，近期我們的健保體系尚未針對重度衰弱的病人擬定一套類似的照護方案。

未來相關單位在創建衰弱症的照護方案，可以將下列面向納入考量：

- 建立一套更準確的衰弱症發病和病程標準，同時將這份資訊公諸於世。
- 建立一組個人化的計畫模板，以方便長期追蹤病人和家屬在各階段的變化。
- 強調預防和緩解症狀、家庭支持和事前規劃等核心觀念。
- 支付投身此領域的照護者一定水準的薪資，並盡可能降低衰弱症病人在手術、藥物和加護病房等無效醫療的花費。
- 建立支持家屬和照護者的相關規範，內容囊括殘疾理賠金和喘息照護等服務。
- 強化社區照護的機制，讓衰弱症者可依照自身的狀況和意願獲得最妥善的照顧。

那麼一直以來，到底有哪些原因讓上述發展窒礙難行呢？部分原因如下：大眾對現代醫學抱持著不切實際的期待；誤以為對年輕人有效的醫療手段，應用在行將就木的年老體衰者身上也有相同的療效（尤其是藥物）；政客為避免被貼上「劊子手」的標籤，對這個問題避之唯恐不及；既得利益者例如藥商、醫療設備製造商和醫界人士等，為確保利益不受影響，不斷遊說各方維持現狀。

好在這些年來，終於漸漸有越來越多人開始關注衰弱症這個概念，醫界對老化的處置方式也有機會取得共識。只不過，為了保障自己的權益，你心中最好還是要對這方面的問題保有一定的概念，因為仍有部分醫界人士不斷主張「現代醫學可以擊退一切疾病」。某些時候，這個概念確實行得通，特別是需要靠公衛體制推動一些措施（例如提供乾淨飲水、改善環境衛生和施打疫苗等）才有辦法防治的疾病；但嚴格來說，高齡和衰弱症並不是病，而是人生必經之途，所以不論你用多少昂貴的藥物和高超的醫療手段都無法「擊退」它們。任何人都應該認清，現代醫學本來就不是無所不能，撇開衰弱症不說，還有很多疾病亦無法單靠醫學來控制或是治癒，倘若一味仰賴醫學來處置健康上的一切毛病，恐怕會蒙蔽了我們看待生老病死的正確觀念，迷失在永生不朽的想望中。

第十二章

善終不易

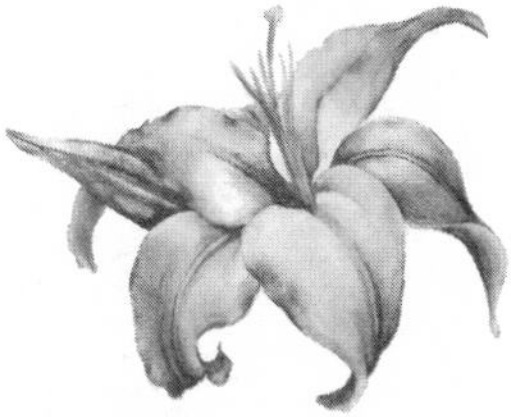

一九〇七年，麻薩諸塞州的鄧肯．麥克度加爾（*Duncan MacDougall*）博士做了一系列的實驗，測量臨終者死亡瞬間的體重變化，然後得出靈魂的重量是四分之三盎司（二十一公克）重。

一直有傳聞說，華特．迪士尼（Walt Disney）在死後，遺體就立刻被凍存起來。不過她的長女黛安娜說，華特絕對不會想要這麼做。華特六十五歲因病辭世後，遺體就被火化，骨灰則被安葬在加州格倫代爾（Glendale）的林茵紀念公園（Forest Lawn Memorial Park）裡。

低溫學（cryogenics）裡的人體冷凍技術（cryonics）是一門將死者凍存起來，以備日後重新賦予他們生命的科技。理想狀態下，想要完整保存死者的組織，在病人心跳停止跳動的幾分鐘內，就必須立刻開始執行冷凍的程序，這樣之後若醫學發展出可以治癒他身上病痛的技術，才能有效讓他解凍後的遺體起死回生。尤其是要避免大腦因心跳停止受損，因為如果日後解凍遺體發現大腦不能正常運作，那麼先前為了冷凍遺體投入的大量時間、精力和金錢就全白費了。我們還不曉得這樣的冷凍技術到底能不能完整保存死者的記憶、個性和人格特質，但理論上，應該是可以。假如你的經濟能力不允許你凍存整副遺體，你也可以依照你的財力選擇只凍存頭部或是大腦。

多年前在一場研討會上，我曾帶著敬畏之情聆聽一位洛杉磯企業家的演講，內容是介紹他的冷凍保存公司如何執行人體冷凍的業務。他說，他們的客戶在臨終之際，醫師仍會密切監控他的脈搏和呼吸，同時他們的團隊也會在客戶的屋外備妥一輛滿載各種維生機器以及專業人員的卡車。就西方國家的法律來說，要等醫師宣判病人死亡，病人在法定上才算是死了，所以要展開後續的行動，整個團隊的人都必須靜待醫師的判定。

一旦主治醫師再也測不到病人的脈搏或呼吸，宣判該名患者死亡，屋內人員就會趕緊打電話給卡車司機，要卡車上的人員開始行動。接獲通知的團隊會立刻將卡車上運載的機器推入屋內，宛如處置心臟驟停的急救團隊般，動作迅速地把各種維生機器連接到遺體上，準備透過這些機器讓才剛被宣判死亡的病人起死回生。比方說，他們會用葉克膜接掌遺體的循環系統；人工呼吸器保持肺臟的運作，供給身體所需的氧氣；甚至靜脈注射可以重新恢復生命力的藥物。因此，在整個團隊種種努力下，方才已經成為法定上「死人」的病人就會重新醒過來，此時團隊才會開始執行人體冷凍的程序，讓病人在這段冷凍保存的過程中再次慢慢死去。最終，這些遺體會以玻璃化冷凍法（vitrification）

被凍存在攝氏負一九六度的低溫液態氮環境中，據說，這樣可以讓細胞受損的狀態降到最低。

冷凍程序完成後，冷凍保存公司剩下要做的就是好好保存客戶的遺體，直到醫學界找到可以治癒他們疾病的方法為止。不過這當中其實還有一個大問題，就是不少人都是死於高齡。也就是說，他們在臨終前已雞皮鶴髮，全身的器官和組織幾乎都衰老不堪，而這些原因同時正是奪走他們性命的主因，所以在這種身體狀態下從冰封中清醒過來或許並非如理想中那麼美好。即便到了那個時候，醫學界真的發展出一個可以治癒被列為死者「最終死因」的治療方式，恐怕也不足以讓他們在復活後擁有一副健康的身體，因為高齡死者通常都百病纏身，他死亡證書上的那一項死因只不過是壓垮駱駝的其中一根稻草。若真要說會因人體冷凍保存受益的族群，大概就屬患有單一不治之症的青壯年人，只是這些人很少有錢去支付這筆費用，或是有把遺體冷凍保存的想法。說實在話，這類冷凍保存公司的主要客戶都是臨終的富有老人，這些有錢老人無非是希望先藉由這樣的冷凍技術，保存住他們細胞裡的ＤＮＡ，等有朝一日科技夠進步、有辦法將他們的ＤＮＡ去蕪存菁，他們就有機會以更年輕的狀態重生，甚至是徹底改頭換面。不過，在這個人口過剩的年代，還讓老年人不斷複製自己分身的想法或許根本不恰當，大眾還需要用更審慎的角度去審視。

追求長生不死的人大有人在，除了冷凍保存技術，英國老年學家艾柏・得桂（Aubrey de Grey）甚至把老化看作是一種疾病，極力想要透過停止人類老化的過程，尋求長生不死的境界。艾柏繼承了他母親給他的一六五〇萬美元創建了SENS研究基金會（SENS Research Foundation），以找到預防身體和認知因老化退化的方法為目標。SENS這四個英文字母是Strategies for Engineered Negligible Senescence的縮寫，意思為「操控無用老化的策略」。艾柏決心要跟傳奇人物浮士德（Faust）和道林・格雷（Dorian Gray）一樣，不計一切代價的找出長生不老的辦法，而他現在也確實一直朝著這個方向進行。他用希伯來聖經裡帶有「長壽」意涵的人物名「瑪士撒拉」，創設了一個「瑪士撒拉小鼠獎」（Methuselah Mouse Prize），提供獎金給可以延長小鼠壽命的研究人員。艾柏甚至創造了「無老狀態」（pro-aging trance）一詞，想要讓人擺脫對老化的憂懼。《麻省理工科技評論》（*MIT Technology Review*）曾批判過艾柏的計畫，說他的理論大錯特錯，不值得在學術界討論；然而，不論他的理論是否合理，他的這份主張都反映出許多人對老化和死亡的恐懼可能早已凌駕在理智之上。

※

哈汀先生七十四歲，入住我們醫院的加護病房大約已經二十四小時。過去他一輩子都住在澳洲新南威爾士州的一座小鎮裡，送醫前，他被一位正準備去學校上班的老師發現倒在田野之中。該名教師趕緊對哈汀先生施以心肺復甦術，不久後救護車趕到，便把他送往當地醫院急救。當地醫院的醫師先為他靜脈注射可以促進血液循環的藥物，便請求直升機支援，準備把病人送到我們醫院來。這段期間急救人員一直不間斷地為他做心肺復甦術，等到他抵達我們醫院時，他們已經對他做了整整五小時的心肺復甦術，但過程中他的心臟始終都沒有自己跳動過。一般來說，在持續接受了五小時的心肺復甦術後，患者的大腦難免都會出現損傷，可是由於他的體溫不高，所以醫療人員認為或許他的大腦有機會逃過一劫。

醫療人員決定放手一搏，用葉克膜來支持哈汀先生的心肺功能，於是加護病房的八號病床成了哈汀先生的床位，除了葉克膜，此刻他的呼吸和心跳也必須靠著呼吸器和強效藥物才能正常運作。儘管在醫療人員一連串的努力後，哈汀先生的體溫終於恢復正常了，但他整個人看起來毫無生氣，宛若只剩一具空殼，應該說，他真的只剩一具空殼。

沒有任何跡象顯示他的大腦可以正常運作，他的心臟和肺臟在沒有葉克膜、呼吸器和藥物的支持下，也無法正常運轉；他的狀態已經完全符合法定的死亡標準，我們打算停止再對他採取任何醫療行為。

我們告知哈汀先生的家屬這個遺憾的消息，縱使他們不太能理解為什麼我們要讓一開始就已經符合法定死亡標準的哈汀先生，陸續承受這麼多的折磨，但或許是因為他們都是純樸的鄉下人，所以聽到這個噩耗時，他們還是誠心向醫療人員表達感激之情。

在前幾個段落，我才以冷凍保存公司的人體凍存技術為例，說明現代醫療打算以極端方式讓生命永續長存的過程，而對照哈汀先生的狀況，你會發現，醫師在宣判兩者死亡的時機點有很大的差異，即：想要靠凍存技術取得重生機會的病人，醫師會盡早先宣判死亡，再靠維生機器恢復生命徵象，然後才冷凍保存；至於哈汀先生雖然一開始就因死亡而體溫下降，但仍歷經各種現代醫療的搶救，直到他重新恢復體溫，確定回天乏術後，醫師才終於宣判他死亡。

伊莉莎白．庫伯勒—羅斯（Elisabeth Kübler-Ross）醫師曾在她的大作《論死亡與臨終》（*On Death and Dying*）一書中提出「為什麼要善終這麼困難？」一題，探討死亡的藝術。她認為臨終病人待在醫院裡並不恰當，因為醫院是為治癒傷患而建的機構，因此對院方來說，病人死亡就等同於「治療失敗」，當然會竭力挽救臨終患者的性命。書中伊莉莎白醫師一再強調「接納死亡的重要性」，鼓勵讀者勇於面對死亡，讓自己臨終之際可以依個人意願走過人生的最後一段路。

回首十九世紀，當時大眾還沒有把醫學看作無所不能。事實上，那個時候世界各地還有很多像愛丁堡救援協會（Edinburgh Association for the Relief of Incurables）之類的機構，專門收容醫院無法救治的病患。由此可知，今日醫學界的行為確實相當可議，因為說到現代醫學，雖然人人都坦承不諱，它還是存在著一定程度的不足，但在面對那些患有不治之症的病患時，醫療人員卻往往對這些重要的資訊避而不談。我跟伊莉莎白醫師的立場相同，認為臨終病人待在醫院裡並不恰當。不過倘若我們要改變這個現況，顯然必須先讓醫師曉得該怎樣用更婉轉、恰當的詞彙向病患及其家屬談論臨終這個議題，因為恐怕沒多少人可以承受「不治之症」這類字眼的衝擊。

說不定瑪蒂森太太的話最能道盡善終不易的無奈。我出版第一本著作《加護病房裡的選擇題》（*Vital Signs: Stories from Intensive Care*）時，上過一個廣播節目介紹新書內容，節目進行中，瑪蒂森太太打電話進來分享了她先生的故事，那時候她先生才辭世沒多久。她說他們夫婦倆生前就有共識，假如有一天大限來臨，一定要避免接受過度的醫療處置，只是他們並未把這個想法白紙黑字寫下來，僅僅口頭將這份意願清楚告知他們的孩子。

有一天，瑪蒂森太太和她先生一起開車到離家不遠的鄉鎮兜風，行車中，開車的瑪蒂森太太發現她先生的身體突然從副駕駛座往她身上倒。她連忙把車停下，看看她先生的狀況，結果正如她心中所料，她的先生死了。由於瑪蒂森太太就跟許多年長的女士一樣，沒有使用行動電話的習慣，所以當務之急她必須再往前開一百公尺，才能到公共電話亭打電話。於是，她先把她先生的身體從她身上推開，讓他的身體可以靠在副駕駛座的窗戶上，然後，她重新握住方向盤、踩下油門，開到了電話亭邊。她沒有馬上下車撥打電話，而是在車上思索，自己的下一步到底該怎麼做才能讓她的丈夫有機會善終。她想，假如她打電話叫了救護車，他們一到現場一定會馬上把他從車子裡拖出，對他施以心肺復甦術，此舉有可能硬把他從鬼門關裡拉了出來，之後送往醫院，他身上就必須安插上無數的維生機器。不，她絕對不要讓他去受這些無謂的折磨。瑪蒂森太太繼續漫無目的的把車子往前開，途中經過一間當地的醫院。看到醫院，她腦中又再次浮現相同的場景。年輕熱心的醫師不斷為她的丈夫急救，安插上維生機器，然後如果搶救成功，她先生的餘生可能都得待在療養院裡無法動彈，就連吃飯都得像嬰兒般，靠別人一口一口餵食。

突然她聽到鐵路平交道的鈴聲大作，於是趕緊加速駛向鐵道，因為她知道至少還有一分鐘火車才會通過。她花了至少二十秒的時間才開到了鐵道的另一側，然後迴轉，靜待火車通過。

現在她的思路改變了。她想起來她曾看過一個電視節目，強調施作心肺復甦術的時間點很重要，必須越快越好，因為人的心肺功能只要停止三分鐘左右，大腦細胞就會開始死亡。從她先生倒在她肩頭開始算起，至少已經過了三分鐘，但她必須確保情況沒有任何轉圜。等火車通過勢必能再拖延幾分鐘的時間，之後她也不會因此被冠上謀害親夫的罪名。火車通過後，她再次穿越鐵道，緩緩駛向她家庭醫師的診所。她認為她的家庭醫師是個明事理的小伙子，不會採取她剛才所想像的那些誇張處置。到了診所，她花了一些時間把車停好，便走進診所跟櫃臺的接待人員說，她先生的狀態看起來非常不好，想請問醫師可不可以直接到車上為他看診，因為他恐怕已無力自行走進診間。醫師跟著瑪蒂森太太走到車邊，但他甚至沒開啟車門，光從副駕駛座的車窗就看出瑪蒂森先生已經身故，所以他繞到了駕駛座，從駕駛座那側進入車內確認瑪蒂森先生的狀況，接著就宣判瑪蒂森先生死亡。

根據該鎮的傳統，在喪禮安排妥當前，身故者的遺體必須先送往醫院的太平間安放。救護車抵達時，隨車的兩名救護人員為了緩解瑪蒂森太太的情緒，問她之前有沒有坐過執勤中的救護車。她說：「沒有，我從來沒坐過。」就這樣，他們讓瑪蒂森太太跟著他們一同上了救護車，救護車的鳴笛聲大響、警示燈閃爍，坐在她先生平躺的遺體旁，她默默地流下了淚水，心中除了悲痛，還夾雜著一股如釋重負的解脫感。這種複雜的情緒，正是許多遇上這類狀況者的心情寫照。

第十三章

生前預囑

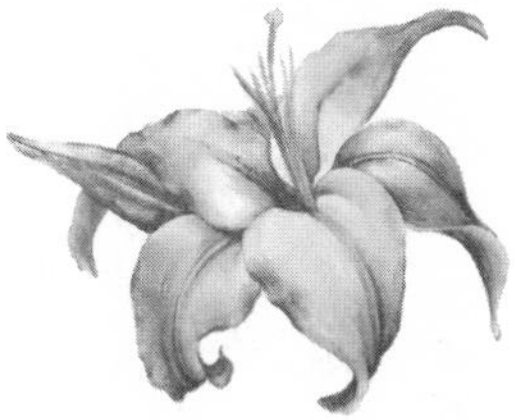

對老化、臨終和死亡議題避而不談的結果，就是有一天我們不得不面對這些狀況時，很可能不曉得自己該怎麼做。這不是一個簡單明瞭的議題，尤其是在病人毫無意識，旁人必須根據他的健康狀況、存活率、長期行動力和生活品質做出判斷時，更是如此。除此之外，萬一你沒有事先指定一名代你決定這些重大決定的代決人，而讓其他自以為知道你意願的人替你下決定，那麼當意外發生時，你和你的至親很可能皆會因此蒙受其害，因為他們的決定不見得能正合你意。再者，一般人在做這類決定時，通常都會傾向採取保守做法，也就是選擇持續進行積極性治療；此舉或許會迫使你以一種你絕對不想要的方式存活於世，並讓做出這些決定的人承受極大的罪惡和焦慮感。

預設臨終照護計畫（advanced care planning，ACP）和生前預囑（living will）就是指這種事先討論你人生價值和臨終照護喜好的行為。過程中，你可以跟醫療照護人員、家庭成員和你人生中的其他重要人物一起討論這些決定，萬一有一天你無法表達自己的意願，他們就可以依據你在討論過程中擬定的這些協議，為你選擇醫療處置的方式。

尼爾是一位有重度失智症的八十四歲男性。他的病情嚴重到必須要有老年精神科醫師定期照護，並且需用逐步加量的鎮定劑來壓制他嚴重的暴力行為。後來他的情緒狀態因為發燒而平靜不少，所以就被從老年精神病房轉到同間醫院的普通病房。

除了失智症，當時尼爾生理上的問題還有：

- 尿道感染：有機會透過治療改善。
- 低血鈉：有機會透過治療改善。
- 中風：有機會透過治療改善。
- 呼吸道阻塞（因意識極度低落造成）：同樣有機會透過插管和呼吸器的輔助加以改善。

原則上，因為這些生理上的問題都有機會透過醫療手段改善，所以一旦排除了尼爾身上的這些問題，或許就能夠讓他繼續活下去。最好的情況下，尼爾可以再重新回到老年精神病房，過著尚未出現這些病症的日子。

不過我們把眼光拉遠一點來看，尼爾的失智症狀已經相當嚴重，未來甚至還會進一步惡化。可以預見不久的將來，失智症就會奪去他的性命。至於「不久」到底是多久，沒有人說得準，有可能是幾週、幾個月，也可能是一到兩年，唯一可以斷言的是，他的狀態已經病入膏肓。

假如尼爾先前曾經和他的至親抑或是醫生討論過，不想在臨終之際以精神錯亂的狀態活著，在這種情況下，醫療人員就可以盡可能依照他的意願，不再對他的併發症做出任何積極性的治療。假設要在認知障礙的大前提下預設臨終照護計畫，健康狀態和照護程度是討論的重點，不論你的狀況可能適用怎樣的醫療處置，你都必須針對這兩點去評估，想想如果這些醫療處置讓你活了下來，哪些是你可以接受、哪些又是你不能接受的狀態，進而擬定你在面臨這些狀況時，想要採取的做法。

預設臨終照護計畫的內容除了涵蓋醫療處置的問題，亦可羅列其他跟臨終相關的偏好，例如器官和組織捐贈的意願、臨終地點和送終者有誰等等。

交代這些事宜的文件稱之為「預設醫療指示」（advanced care directive，ACD）和生前預囑。尊重、尊嚴和自主權等價值觀是預設醫療指示的基礎，一旦預設者因故喪失做決定的能力，這份文件的內容即可馬上生效。至於上一段提到的預設臨終照護計畫，則是你在確保自己於臨終時可以接受符合個人意願之醫療照護的「討論過程」。毫不出人所料的是，許多科學證據都顯示，有採取「預設臨終照護計畫」的病人，其意願會受到尊重，且其家屬的壓力和焦慮感也會比沒有擬定預設醫療指示者的家屬低。以下是幾點有關「預設臨終照護計畫」的大原則：

試著想像你無法接受的健康狀態

在思考預設臨終照護計畫時，你務必要明白，在你年老體衰之際，不論是哪種積極性治療，幾乎都無法再讓你重回還沒有生病前的健康狀態。換句話說，在擬定預設醫療指示時，請你想像一下在面臨任何生死關頭之前你可能所處的健康狀態，然後捫心自問這樣的健康狀態你可不可以接受，而非只是聚焦在你想要接受什麼樣的治療。另一方面，在執行預設臨終照護計畫的概念時，你也必須考量到你不能接受的狀態，比方說所有生活起居都需要仰賴他人幫忙；以及其他可能讓你感到焦慮的細部問題，例如疼痛、恥辱感、沒有尊嚴、大小便失禁和無法在沒有人協助的情況下移動身體等。

安卓恩是一名七十三歲的男性，有心臟衰竭病史，後來因心肌梗塞引發大中風，導致他的活動範圍被局限在床和輪椅之間，無法吞嚥食物，必須靠照護人員從插入胃部的導管灌食才有辦法進食。他不能說話，但神智清醒，知道周遭發生了什麼事。安卓恩住在療養院的時候，因為出現發燒和低血壓的症狀，緊急送往醫院。醫院立即以抗生素和靜脈輸液治療他，三天後他的狀況就排除了，回復到他感染前的狀態，從醫院回到療養院照護。

很多人如果歷經安卓恩的狀況，可能都不太願意再次回到這種事事需要依賴別人協助的狀態。因此在你決定該如何處置這種重大感染症的時候，就該用更宏觀的角度去評估處置的方法，不該再用「頭痛醫頭，腳痛醫腳」的概念去看待這些可用現代醫學改善的感染。不幸的是，後者正是醫師常常會犯的錯誤。年老體衰的病人，一旦受到嚴重的感染，送入加護病房，往往就必須長期住院治療，同時也離人生的終點不遠矣。當然，我說的只是一個大數據，不見得每一個老年人的狀況都適用，可是當你在思考你的預設臨終照護計畫時，請務必要將這些常見的複雜情境納入考量。

釐清自己在健康狀況驟降時，想要接受治療的意願

想像一下你不能接受哪些生活狀態，把它們的相關細節清楚寫下來或記錄下來。接著陳述一下，如果有一天你有了一置之不理就可能攸關生死的併發症或是疾病，你會想要怎麼做；常見的併發症例子有尿道感染、蜂窩性組織炎或肺炎等。雖然這些感染性的病症很容易用抗生素獲得控制，但嚴重者卻有可能需要住進加護病房，輔以靜脈輸液和維生機器才能撿回一命。

想想看在這些情況下，如果你還有選擇的餘地，你會想要採取哪些治療手段。舉例來說，你或許會選擇不要住院，但在家接受抗生素治療；或是你可能會選擇不要接受任何抗生素治療，僅僅以安寧療法減輕身體的不適感；也有可能你希望「多管齊下」，用盡一切方法改善你的感染狀況。

好，那麼現在我們就用如果你有重度的失智症，同時隨時可能出現尿道感染或肺炎等危及生命的感染症為前提，開始想想假設你在這些併發症還沒出現之前，哪些健康狀態是你無法接受的。為方便你抓到執行預設臨終照護計畫的脈絡和敘述方式，以下我舉幾個例子作為範例：

假如我患有重度失智症，再也無法認得我摯愛的親友，不論出現怎樣的併發症，我都不想再接受任何進一步的積極性治療。

或者：我想要接受某些積極性的治療，例如不住院，但在家裡接受抗生素治療。

或者：我想要入院接受檢查，看看到底是什麼問題讓我的健康狀況變差，然後再有條件的採取積極性治療，例如可以接受抗生素和靜脈輸液的治療，但不願入住加護病房，並接受其他更積極的醫療處置。

或者：我想要盡快就醫，有需要的話，我也願意入住加護病房，接受維生機器的全面支援，直到我的主治醫師宣判我回天乏術為止。

其他與年老體衰常常形影不離的重大病症還有：中風、心肌梗塞或是血管栓塞（例如供給腸道養分的血管若是栓塞，將導致小腸壞死）。你可能需要以這些事件為中心去思考你的意願，因為這些會讓你感到不適的疾病，都有可能是讓你自然走向人生終點的原因。

為了幫助你思考更多醫療處置的細節，以下我羅列出更多其他的敘述：

- 不論在怎樣的情況下，都願意接受緩解疼痛的治療，以減緩身體的不適感；但不願入院治療。
- 如果有精神錯亂或是因故腦部出現永久性的嚴重損傷，不願入院治療。
- 只有在出院仍有很大機會重返入院前的健康狀態和生活品質時，才願意住院接受治療。

・如果可以大幅改善不適的狀況，願意住院；但不論在什麼情況下，都不願入住加護病房。

・如果攸關生死的病痛在短期住院治療後，有很高的機率能改善，願意住院治療。

・願意先住院接受短期的積極性治療，但若治療的成效不彰，或是治療後的生活品質將大不如前，就要撤回接受積極性治療的意願。

・願意住院接受治療，但若日後將永遠無法表達自我意見（例如處於植物人或是壽命只剩幾小時或幾天的重症狀態），就要撤除所有接受積極性治療和管灌餵食的意願，只願意接受可舒緩不適的安寧照護。

・如果入住加護病房是改善病痛的必要之舉，且入住後很可能在幾天之內重新回復到入院前的良好狀態，願意入住加護病房。

・如果入住加護病房有很高的機會能回復入院前的狀態，願意入住加護病房，但並非無上限的接受積極性治療。

・如果在入住加護病房五天後，病況仍不見起色，甚至是每況愈下，就要加護病房終止積極性治療，改以緩解不適和疼痛的安寧照護為主。

・就算病況很有可能變得更糟，或出院後必須更依賴旁人的照護，還是願意繼續接受加護病房的積極性治療。

・就算病況未有顯著改善，且康復的機會渺茫，還是願意繼續接受加護病房的積極性治療。

・就算康復的機會渺茫，還可能必須更仰賴旁人的照護（甚至入住療養機構），還是願意繼續接受加護病房的治療。

上述的所有決定，都存有不確定性，而不確定性本來就是醫學的一部分。有些人會靠著這份不確定性，去主張自己想要不斷接受積極性治療的意願；有些人則不願意憑著這份不確定性，去承擔可能不符合他們期望的生活方式，尤其是風險很高的時候。除此之外，隨著時間的推移，在看到各種療法對病症產生的療效後，每個人對這份不確定性的感受也會有很大的不同。

參考生活中的真實案例，讓自己的規劃更周延

麗塔是一名八十六歲的女性，五年前曾因腸癌動過一個手術，且身上裝有心律調節器。後來她因為腸道和陰道之間出現瘻管，導致糞便不斷自陰道排出，被家人從家裡送到醫院救治。這種情況麗塔有兩種選擇。第一，動一個大手術，讓她的糞便不會再從陰道排出。第二，考慮到她的年紀、長期健康狀況和癌症的復發率，或許不要再動大手術，僅給予能舒緩不適感的醫療處置會比較好。

就麗塔的例子來說，她在送醫之前，可以獨立生活，生活的品質也不錯，所以她或許很樂意重回先前的健康狀態。不過，就上述的兩項選擇來說，不論她是選擇繼續讓糞便從陰道排出，或是動一個結腸造口的大手術（即人工肛門，需在腹壁另開一個取代肛門的造口，並接上一個承裝糞便的造口袋），兩者都必須讓她以不同於正常的方式排出糞便。在這種情況下，假如病人的認知能力正常，能靠自己的意願做出決定，那麼就沒有動用預設醫療指示的必要性。然而，如果當時麗塔出現了嚴重的併發症，無法表達自己的意願，勢必就得仰賴他人為她在兩個選項間做出決定。此刻預設臨終照護計畫或許有助於決定整體的大方向，但要把這些能表達患者意願的資訊轉換為具體的醫療行動，

還是有一定的難度。不過，預設醫療指示的內容也不太可能涵蓋所有醫療上的突發狀況，因為在醫學上實在是存在著太多可能性和「但書」，所以在表達你自己在醫療處置上的意願時，還請務必以大方向為重，不要用過度刁鑽的詞彙局限了你擬定這份文件的效益。

大衛是一位七十三歲的男性，生活獨立，但有一些醫療上的問題，像是高血壓、糖尿病和吸菸所致的肺功能下降。他入院的原因是腸穿孔；入院時他神智清醒，待醫療人員向他說明狀況後，他同意接受結腸切除手術，移除穿孔的腸道。

手術過後，大衛因為太過虛弱，始終無法脫離維生機器的支持，甚至還需要重返加護病房，靠著呼吸器和不斷增加劑量的強效藥物來維持循環系統的運作。另外，腸穿孔也讓他出現嚴重的感染，導致腎臟衰竭，需要靠洗腎維持功能。種種跡象都顯示，大衛似乎不太可能活下去。

我們與家屬討論了大衛的病情，最後決定，目前我們不會再對他做任何更進一步的治療，另一方面，在尚未得到更多訊息前，也不會撤除現有的醫療處置。

大衛陷入深沉的昏迷中，為了確認他的心智狀態，醫療人員先停止了他的鎮定性用藥。接下來幾週，大衛的病況逐步好轉。到了第三週，他甚至恢復清醒，可以完全脫離維生機器的支持。可惜事事不能盡如人意，他的腎臟功能在他清醒後並未恢復正常，也就是說，日後他都必須仰賴洗腎來彌補腎臟的不足。洗腎對生活品質的影響甚鉅，因為患者為了有效排除體內的廢物，必須不斷到醫院的透析病房洗腎，或是穿戴各種透析裝備在家洗腎。同時，洗腎還意味著大衛的壽命將因此大幅縮減。

所以我們要怎麼讓預設臨終照護計畫涵蓋這些複雜的狀況？有沒有人會將這種因為重大疾病引起的併發症納入考量？從這個案例中我們可以看到，大衛雖然有辦法憑自己的意願決定一開始的手術，但他卻無法對手術後發生的其他併發症做出後續的決定，而這一點正是許多人都可能面臨的狀況。儘管此次就醫，他的病況還算化險為夷，有辦法返家長期靜養，但若此後他又因為其他諸如中風、缺血性腸道壞死或嚴重心肌梗塞等慢性病併發症而不得不送醫治療時，該怎麼不讓同樣的狀況上演呢？我的建議是，想避免這類情況發生，或許你可以在預設臨終照護計畫裡，用比較籠統的詞彙標註這樣的敘述：「如果眼前的疾病在治療過程中，可能衍生重大的併發症，我將不願接受任何進一步的積極性治療。」只不過，在加註這句話的時候，你可能又必須思考到另一個問題，即假如衍生的重大併發症，有可能百分之百或是接近百分之百的化解呢？以大衛為例，他的狀況曾一度危及到醫師和家屬討論他可能無法存活的可能性，但後來他卻活了下來，整體的狀況除了必須終生洗腎外，並沒有任何改變（雖然光是洗腎這一點就可能大大改變他的生活，讓他後悔自己一開始做的決定）。

我把這些可能性列舉出來，都是為了讓你明白預設臨終照護計畫在執行層面上還是存在著某些弊病。當然，我提出這些例子和假設的用意並非要你因噎廢食，因為即使你無法預料到所有你可能無法憑自己意志做決定的狀況，但面對這些情況，你還是有辦法讓預設臨終照護計畫的概念發揮重要的功用。

回歸預設臨終照護計畫的核心概念，它最重要的意義就是，讓你跟信任的親友討論臨終議題，縱使只是籠統的談個大概輪廓也無關緊要。因為有了這方面的溝通，萬一有一天你沒有能力做出決定時，好歹你的至親不必被迫毫無頭緒的全權為你做出這些決定。否則，在絲毫不曉得你意願的前提下，只要他們下決定的瞬間，心中存有小小的猶疑，可能都寧可為你選擇積極性治療，無法顧及這個選擇到底有沒有符合你個人的意願。在加護病房裡工作，我看過許多為了揣測病人意願而陷入天人交戰的家屬，而許多人很擔心自己說出「這不是他所樂見的情況，所以我們該全面停止對他的積極性治療。」之類的話，會被冠上無情無義的罪名。

羅伯特是一位八十三歲的男性，在換燈泡的時候不慎從梯子上摔下來。誠如第四章所說，對老年人來說，跌倒可說是一件大事。羅伯特過去一直和他的太太住在一塊，生活相當獨立，但這一摔讓他的肋骨多處骨折，要不是有呼吸器支持他的呼吸功能，他恐怕早就一命嗚呼。入院的前三天，他都在加護病房裡接受照護，直到不再需要使用呼吸器輔助呼吸後，他才轉入普通病房休養。五天後出院時，他的行動已經大致恢復到跌倒前的狀態，唯一的不同是，他的太太嚴禁他再踩著梯子爬高爬低。假如羅伯特在跌倒之前曾做過預設臨終照護計畫，表明自己不論在何種情況下都不願意住進加護病房靠呼吸器呼吸，那麼當時他就不可能有機會活著出院。順帶一提，跌倒和住院天數亦是評估健康狀態是否走下坡的重要指標。

總之，以上我所列舉的例子，都是為了強調想要在預設醫療指示裡詳盡囊括所有的偶發事件，實在是一件十分有難度的事情。畢竟世事難料，你根本不可能只用隻字片語就把所有事情交代清楚，但多一分準備還是能讓你的親友對你的意願有多一分了解。

個人討論和執行預設臨終照護計畫的要點

- **預設醫療指示的角色：**務必謹記，只有在你完全喪失表達自身意願的認知能力時，預設醫療指示才可以派上用場。

．**不可以接受的生活狀態：**試著界定出你無法接受的生活狀態是什麼樣子，還有在什麼情況下你不願意再接受任何更進一步的積極性治療。譬如說，你在有重度失智，或是僅能躺在床上須完全仰賴他人照護的情況下，就不考慮再接受積極性治療等。

．**簽署「放棄心肺復甦術」（DNR）同意書的用意：**多數人都認為，在心臟停止跳動時，能事先表明是否願意接受心肺復甦術這項急救措施，是一件很重要的事。如果你是因為突發性的心律不整（例如心室顫動）心跳停止，心肺復甦術可以發揮很大的急救功效；但假如你是因為癌症晚期之類的重症，甚至是年老體衰導致心跳停止，心肺復甦術就幾乎毫無用武之地。況且，就人道的觀點來看，對這些行將就木之人施做這項急救也不太恰當。雖然現在舉凡大眾媒體，或是臨床醫師都常常提及「放棄心肺復甦術」這個名詞，卻往往只是輕描淡寫，沒有深入討論其中所涵蓋的重點。其實廣義來說，在你思忖著放棄心肺復甦術的可能性時，就表示你已經開始在思考臨終議題，盤算自己想要怎麼走過人生的最後一段路。你會假想你的預後狀況、病程、治療的意願、可以接受的醫療處置方式、採取積極性治療的停損點、需要哪些必要性支持，以及是否有辦法取得這些支持等各式的問題。假如在明白隱含在這份同意書背後的重要意涵，且經過審慎的考量後，你認為簽署放棄心肺復甦術對你確有其必要性，就去填寫吧！

- **重症的處置方式：**若你患有癌症或是運動神經元疾病之類的重症，當病程走到末期，或許你就不希望再接受進一步的積極性治療。儘管這些重症本身通常不太會影響到認知能力，就算是末期患者大多還是有辦法表達自身的治療意願，但你還是必須防患於未然，預設病程末期時，你打算採取的處置方式，因為說不定那時候你會因為其他的併發症而失去表達意願的能力。
- **結果不如預期的應變之道：**任何手術或是治療，都有可能衍生降低復原率的併發症。在這種情況下，依照併發症的嚴重程度還有預後可能的健康狀況，你對後續治療的意願或許也會不太一樣。以下列舉出幾種可能性供你參考：

——不再接受任何進一步的積極性治療。

——在預後不佳的事實更為明朗之前，繼續接受進一步的積極性治療。

——持續接受各種積極性治療，直到身體完全罷工為止。

——只要能活著離開醫院，就算日後很可能過著生活品質不好的生活也無所謂。

・**出院後的生活品質**：在你年紀越來越大，身體越來越虛弱的時候，勢必會有一些病痛找上你，例如嚴重的感染或是跌傷，讓你不得不住進加護病房，並靠著維生機器的輔助活下來。只不過，在這種情況下，通常也反映出你身體的自癒能力變差，假如沒有這些強大的醫療支持，你大概沒辦法保住一命。況且，即便你因這些維生機器活了下來，你出院後的生活品質還是有可能大打折扣。想要避免這種狀況，或許你可以在自己的預設醫療指示中加註一條這樣開頭的聲明：「倘若有一天我因嚴重疾病需要靠維生機器保住性命，或是反覆入院治療，導致生活品質大減，並越來越仰賴別人照護，那麼我……」如實寫出你自己的意願。

・**預設醫療指示是一份動態的文件**：由於人生中的許多經歷都會左右你對生死的看法，所以預設醫療指示的內容也非一成不變。譬如，你可能因某次經歷，發現自己對疼痛和不良於行的忍受度並未如想像中的高，所以打算提高自己願意接受進一步積極性治療的標準。相反的，你也有可能因為某次經歷，發現年輕時你以為自己不能接受的生活狀態其實也沒什麼大不了，因而想要降低自己採取積極性治療的標準，並以更積極的方式保住自己的生命。

・**諮詢專業醫療人員的意見**：可以的話，在進行預設臨終照護計畫時，請你盡量和具有醫療知識的專業人員一起討論，熟悉你健康狀況的家庭醫師通常是你的第一人選。他們在聽到你表達的意願時，可以適時提供你技術性的意見，並將你的選擇轉換成有效的醫學語言。

- **個人財務規劃**：想擬定一份完善的生前預囑，討論時你最好將財務規劃一併納入考量，並請律師見證這份文件的效力。現在世界各地都頻傳「虐待老人」的事件，這方面的規劃可以保障你未來年老失能時，權益不會受到損害。因此，請試著和你信任的親友談談這方面的規劃，以避免未來因財務問題而衍生不必要的人際衝突。
- **「不做徒勞的過度醫療」**：如果你還沒有把你的意願統整成一份正式的文件，也沒有關係，即便是單單一句這樣的陳述也能讓醫師明白你的意願。在寫有這句陳述的紙上署名，並將之放在你的皮夾中。
- **用影音做紀錄**：用錄影或是錄音的方式把你的意願記錄下來是個不錯的做法，如此一來，萬一有一天你失去行為能力，你的家人或是身邊其他值得信任的人，或許就更能幫你做出符合你意願的決定，因為這種呈現方式會讓醫療團隊更能感受到本人的態度和意願。

放眼未來

雖然就個人來說，建立預設臨終照護計畫的概念很重要，但就整個健保體制來看，調整現行的醫療照護方式亦是當務之急。目前健保體制的醫療支持大致分為預防性、治療性和復健性等三大類，可是在這個時代，應該也要把老齡化和以病人為中心的臨終照護概念，納入健保體制中，建立一套有系統的管理措施。重組部分健保體制時，必然得要破除現有醫療「過度分工」的照護方式，因為這種照護方式常讓各專科醫師在處置病患時，只專注在自己領域的病症，而忘了以更全面的角度去看待病人的整體狀態。因此，若要讓整個醫療體制更為健全，除了病人本身要清楚知道自己的意願外，建立各醫療照護單位之間暢通的交流網絡勢在必行；也唯有如此，病人才可獲得最完善的醫療和照護服務，且讓照護者得到最大的支持。

概括而言，世事難料，誰都不可能把臨終之際的所有可能性完整交代在預設醫療指示中。更何況，不論你交代得再怎麼鉅細靡遺，對一個吹毛求疵的律師來說，他永遠都有辦法在你的預設醫療指示中找到漏洞，讓你無法如願以償。若要徹底避免病人無法善終的狀況，調整現行的醫療照護方式才是根本之道。不過體制的變革終究不是一朝一夕就可以完成的，當前我們能馬上改變的，還是我們擬定預設醫療指示的方式。擬定預設醫療指示時，與其狹義的逐項列出你在每一種病痛下，想要進行的醫療處置，倒不如廣義的描寫你可以接受的健康狀態和生活品質，因為這樣的陳述方式可以增加預設醫療指示的彈性，提高醫療人員依照你意願施行醫療處置的機會。永遠要記得，表達預設臨終照護計畫或是預設醫療指示的方式很多，只要你願意及早花一點時間思考這些問題，便可以保障自己臨終的權益，同時避免家屬在替你做決定時的煎熬。

決定自己想要接受怎麼樣的醫療照護是基本人權，任何人都不應該漠視自己的這項權益。除此之外，醫學界應該提供大眾更多有關老年人健康趨勢和預後狀況的資訊，以確保民眾在預設臨終照護計畫時，能擁有更多可靠的參考數據。畢竟就醫療界的現況來看，沒有明確預設醫療指示者，在臨終之際幾乎不太可能有機會接受符合自身意願的處置方式，而這樣的局面不但會讓病人承受無謂的折磨，亦會對社會造成極大的經濟負擔，可謂雙輸。

政府和醫療照護組織的態度

想讓病患在人生的最後一段路獲得更好的照顧，政府和醫療照護組織採取行動的態度是一大關鍵。比方說，政府可以先將挹注在研究癌症和失智症療法的經費轉移一部分，用於開發更準確評估年長和重症者預後狀況的方法；建立評估系統後，若臨床人員一發現病人符合臨終標準，就能以富有同理心的態度，誠實告知病人現況；最後再依照病人的意願提供可行的相關醫療照護服務。雖然推動這類行動之初，一定需要額外耗費不少時間和金錢成本，但就長遠來看，一旦這些醫療照護服務成熟，便可大大降低社會的整體醫療成本。就跟預防愛滋病、反菸和行車需繫安全帶等成功帶動相關律法訂定的預防醫學運動一樣，以更誠實、透明的態度面對老年和臨終醫療照護，也是當代社會應積極推動的公衛運動之一；只有在法律的明確規範下，才能確保人人都預立了生前預囑，且其意願能如實受到尊重。

第十四章

學會放手

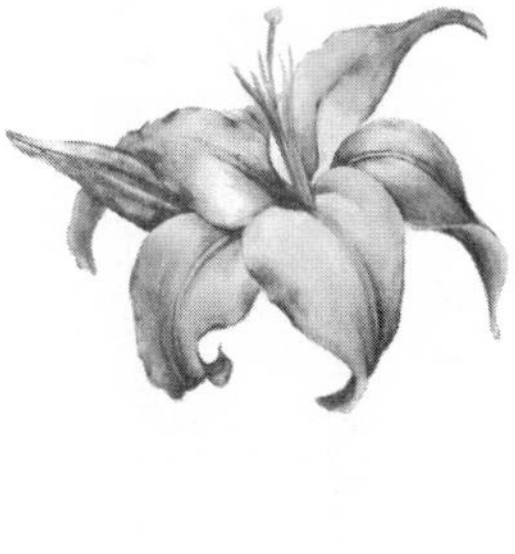

我們到底是怎麼落到這種地步？越來越多老年人在生命的最後幾天都必須在加護病房裡度過，渾身插滿精密的維生機器，每人每天至少要耗費掉高達四千澳幣的醫療費用。弔詭的是，儘管絕大多數的病人都想在家裡嚥下最後一口氣，而絕大多數的醫師也不希望自己壽命將盡時，住進加護病房接受治療，但這筆龐大的醫療費用還是逐漸成為健保體制裡的最大負擔。究竟原本對人生再平凡不過的「老」與「死」，為何會變成如此醫療化的問題？

老實說，這個一點都不合乎社會利益的局面，並不是誰刻意安排的結果，而是自然發展出的成果，甚至在某種程度上，我們每一個人都成為促成它的幫兇。

基本上，光是我們看待現代醫學的態度，就提供了讓老化和死亡萌發為醫療議題的沃土，再加上三不五時登上媒體版面的醫學奇蹟和突破，更是讓大眾對現代醫學寄予厚望。於是包括醫師在內，所有人都極度樂觀看待現代醫學對健康的幫助，卻小看了它對整體社會可能造成的負面衝擊。

至今投入抗老醫學的研究經費已高達數百萬美元，這些研究成果也讓許多生活在已開發國家的有錢人，願意砸錢讓自己活得更長壽，部分企業家甚至想要藉此長生不死。坦白說，已開發國家花在抗老化的經費，若應用在貧窮國家，絕對足以供應數百萬人接受基本的醫療照護。

不知不覺，老化和死亡成了一個禁忌話題，雖然大家對此心照不宣，但從彼此提及它們的態度，仍可略見端倪。你會發現，現在說到老化與死亡時，大家總是繞著該怎樣「對抗」它們打轉，而非該如何坦然接受這兩個人生必經的階段。除此之外，如雨後春筍般冒出的各式抗老化商品，例如面霜、錠劑、飲食和醫美等，也在在印證了眾人為了青春永駐、贏得更多恭維，不惜砸下重金養顏美容的心態。

在這樣的時空背景下，醫師很難坦誠對病人說出他們的預後狀況，這一點我感同身受。面對醫院裡精密的儀器，以及媒體不斷傳播的醫療奇蹟，每天在加護病房裡，我都不曉得自己到底該怎麼說，才能讓旁人明白，現代醫學對眼前這個臥病在床的臨終病人已經束手無策。

不過要把目前醫學界處理病患的現況全歸咎於病人和媒體，恐怕也不太公道，因為現行強調「專業分工」的醫療體制本來就存有瑕疵。當初這套醫療體制是在人口尚未邁向高齡化設計的，那時候能活到七老八十的人不多，患有單一病症的青壯年人才是醫院主要的收治對象。直到過去幾十年間，已開發國家的物資越來越富足，許多人才都活到了前人不曾想像過的高齡。老化人口漸增，連帶帶動了老齡化產業的蓬勃發展。走進大賣場，你會發現專為老年人設計的各類醫護用品排滿了整個牆面，尤其避免失禁尷尬和預防跌倒的產品更是琳瑯滿目。另外，在已開發國家中，老人長照機構也榮登擴張最迅速的產業之一。

言歸正傳，正因為過去就醫的病患多半是只有單一器官出狀況的青壯年人，所以當初醫學界發展出這種強調「專業分工」的醫療體制，確實有助醫務的分流，且病人身上的單一病症也能夠更快獲得應有的治療。只不過時序來到今日，青壯年人已不再是醫院裡的主要收治對象，到病房裡走一遭，你會看到，躺在床上的病人絕大多數都是垂垂老矣、百病纏身的長者。

顯然醫院收治的族群出現了極大的轉變，但在這個轉變中，整個醫療體制卻仍秉持著過去「專業分工」的模式在診治病患。也就是說，現在每位專科醫師就算是收治到百病叢生的年長病患，大多也都只是一心想著該怎樣治好病人身上那個屬於自己負責醫治的器官，鮮少會去考量到，他們的作為將對這些臨終病患的整體健康狀態，帶來怎麼樣的影響。縱使真有少數醫師看到了背後的隱憂，但願意坦誠告知病人家屬實情，並與之討論相關意願的醫師還是少之又少。

再者，這種依照器官分門別類醫治病人的做法，還會讓人不自覺地認為，所有發生在各個器官上的毛病，都可以經由不同專科醫師的專業各個擊破、藥到病除。因此，當一位體弱多病的年長病人被送入醫院急診後，為了治好他身上因各個器官老化引起的病症，負責診治他的專科醫師可能會多達數人。可別以為患者有比較多的醫師診治，就比較有機會重拾健康；其實在毫無整體策略的前提下，這樣多頭馬車的治療型態，不見得能為病患帶來正面或顯著的幫助。

另一方面，用這種多頭馬車的方式處置病患，也會使得各個專科醫師承受微妙的心理負擔，唯恐自己成為讓病人無法康復的罪魁禍首。所以就算患者已經年老體衰、來日無多，多數醫師為了不要讓自己成了葬送病人性命的千古罪人，更是誰也不願意挺身點明，其實大家對病人的處置根本徒勞無功，抑或僅是殘酷地給予病人和家屬錯誤的期望。

綜觀種種因素，便造就了今日這種醫療無限上綱的景象，而且病人的用藥量，通常也反映出了他所處的生命階段，以及距離人生的終點有多遠。不過，某些明智的醫師，還是會在發現病人壽命將盡時，停止再用多種藥物控制病人的病況。這個舉動是有科學根據的，因為從未有藥物以年老體衰的人作為受試對象，探究這些藥物對他們的效力為何；一般藥物在進行人體試驗時，都是以只患有單一疾病的青壯年人為受試對象。如果用偏激一點的說法來解釋這樣的試驗原則，大概是就長遠來看，探究這些藥物對老年人的整體影響對藥商無利可圖，所以藥商通常不會耗費心力去測試這些藥物在老年人身上的效力，例如與其他藥物的交互作用、對生理代謝的影響或是用藥方式等。

況且，回歸到醫事訓練的基本層面來說，現在醫學院在培訓醫師的時候，還是沒有將老年人的臨終醫療納入授課範圍。因此，即便醫師在行醫的時候，碰到了身上患有一大堆老化性疾病和共病症的年長病患，即使已知他們來日無多，但過去醫學院灌輸給他們的觀念，仍會讓他們想要竭力找出病灶、對症下藥，甚至希望能徹底治癒這些年長患者，因為這些行醫的態度和信念早已深植他們心中。沒錯，這就是現代醫學的一大窘境，儘管老化和死亡是人生再平凡不過的一件事，但是我們在醫事訓練中卻鮮少去強調這一點，也沒有教導醫療人員要怎麼與病人及其家屬坦誠討論這件事。事實上，醫療過程中，醫病雙方都需要一份希望和安心，而這股渴望常常會蒙蔽大家看待現實的目光。

誠如前文所說，醫學裡不確定性的成分本來就很高，而這份不確定性正是讓人抱有一線希望的來源。以單一疾病為例，縱然是同一種疾病，它的病程也有很多種；同一種治療方式，其療效也可能因為各種因素有所差異，比方說，是在疾病的哪一個階段確診、展開療程的時機點，還有病人本身的潛在狀況等等。

反觀百病叢生的年長患者，他們身上當然也存有不少的不確定性。譬如，我們永遠無法斷言他們還有多少日子可活，或是他們何時會開始失去生活的自主性，抑或他們健康狀況惡化的速度有多快等。假如一位長者因為膀胱感染入院治療，單就膀胱感染來說，這是一項很好改善的病症，但若同時考量到長者身上其他因老化衍生的共病症，情況恐怕就不是表面上看到的那麼簡單。因此，讓自己只專注在醫治膀胱感染這個病症上，對醫師而言，確實是個比較自在的做法，因為這樣他們就不必去深思病人的整體臨床狀態、壽命和相關臨終意願等，複雜且帶有黑暗色彩的問題。過去肺炎這種急性感染，素有「老年人之友」的封號，因為和其他常見老人死因相比，它對年長者造成的苦痛比較輕，能讓他們用比較有尊嚴的方式離開人世；可是在今天的醫療背景下，肺炎再也不適用這個封號，因為許多老人在感染肺炎之際，仍會被送入加護病房，插上呼吸器和各種維生機器，只為了改善肺部感染的狀況。

簡而言之，在現代醫療的支持之下，不論是醫師或是病人家屬，只要你有心想要讓病人繼續待在加護病房裡接受治療，於情於理，你都有辦法讓醫療過程中的那份不確定性成為你最有利的論點。在醫院的時候，家屬常會問我：「你確定我媽媽就快死了嗎？」聽到這個問題時，我都會用誠懇的態度坦白告知病人的死亡率，並說明在這種情況下，就算他們有機會活下來，未來生活品質大幅下降的可能性有多高。然而，在我說完這些話後，還是常常會聽到諸如這樣的說辭：「但說不定讓她繼續接受維生機器的支持，會有奇蹟發生呀！過去也曾發生過這樣的奇蹟，不是嗎？」「醫師的看法不見得永遠都是對的。」「但我媽媽一直是個堅強的人，我覺得這次她也可以跟以前一樣度過難關。」等等。這些話背後的意涵再明確不過，也難怪有這麼多醫師在與家屬討論過後，仍會選擇繼續醫治病人。

有時候家屬還會祈求上帝保住病人的性命，這種場面也會讓醫療團隊非常為難。在這種情況下，我向家屬解釋病情時，都會特別強調維生機器是人造的醫療儀器，而非上帝的造物。假如我們真要祈求上帝拯救病人的性命，就應該停止使用這些維生機器，把生死大權徹底交回上帝的手中，如果上帝有意相助，病人一定能夠挺過難關繼續活下去，因為奇蹟根本不需要靠維生機器來加持。

許多明確的臨終指標，亦有助醫師坦誠告知家屬這些充滿不確定性的事實。例如體重減輕、長期臥床不起、越來越依賴旁人餵食、漱洗和如廁等等，這些全都符合第十一章討論過的「衰弱症」範疇。最近，醫學界對「衰弱症」這個名詞的接受度越來越高，甚至有機會把它發展成一個症候群的代名詞，概論一整串出現在年長者身上的徵象和症狀。這樣的趨勢說不定也會反過來吸引更多人關注這項議題，投入臨終醫療的研究，讓眾人對其中的無常有更進一步的具體概念。

雖然醫師不可能準確說出患者的大限之日，但就我個人而言，我還是會試著告知家屬，即使病人因加護病房的支持保住一命，甚至能出了加護病房，但之後他的整體健康狀態必然會更為衰退。同時，言談之間我也會試圖旁敲側擊一下患者的意願，看看他們是否願意在加護病房裡靠著維生機器度過餘生。如果病人有預設生前預囑的話，此刻便可派上用場。

道德層面的因素也會成為醫病雙方坦誠討論臨終議題的阻礙，而且這項阻礙對加護醫學科醫師的衝擊尤為明顯。加護醫學科本來就是一個為延緩死亡降臨而設立的獨立科別，照理說，該專科的醫師就是應該謹守醫學倫理的四大原則，竭盡所能的用各種機器和藥物阻止一切死亡發生才對。醫學倫理的四大原則分別是「行善」（beneficence，做最有益病人的事）、「不傷害」（nonmaleficence，不做有害病人的事）、「病人自主」（autonomy，尊重病人的自主意願）和「公平正義」（justice，平等對待每一位病人）。

這四大令人讚揚的醫學倫理原則，即是所有醫師在行醫時不容置喙的最高指導原則。它們跟聖經裡的《十誡》一樣受到道德主義者的推崇，然而有時候卻不是所有狀況都適用這些指導原則。以我自己為例，我就常會在撤銷臨終病人的療程時，面臨兩難的道德問題。

誠如四大醫學倫理原則的「病人自主」所言，醫師在做任何醫療決定時，都必須尊重病人及其家屬的意願，讓病人自行選擇他想要的健康狀態。然而，在加護病房裡的病人，通常早已喪失行使這個權利的能力，所以這個決定權就落到了代決人的身上。基於種種因素，代決人很可能會要求加護病房繼續無條件的全力治療病患，即使病患已高齡九十、精神狀態錯亂且必須仰賴他人照顧他的所有生活起居。甚至，在病人的心跳停止跳動後，代決人也可能要求醫療人員持續對病人施以心肺復甦術的急救措施，力挽病人的性命。若以廣義的「公平正義」原則來看，此舉也早已違背此原則的理念。因為面對一個在撤除維生機器後，幾乎沒有希望存活下來的病人，我們有什麼理由繼續讓他再用一天至少要花費四千澳幣的醫療資源活著？（在這裡，提及的「幾乎」就是整個醫療過程中的不確定性，也是家屬緊握的一線希望。）同樣的一大筆花費，我們說不定可以分配給其他的醫療照護資源，實質幫助到更多的病人和家屬，例如社區照護網絡，讓病人有更多機會享有居家照護的資源，或喘息照護，讓獨攬照護重擔的家屬能稍稍喘口氣，或是用於改善整體的公共衛生政策等。

四大醫學倫理的「行善原則」在實際操作面上，也有許多爭議點。依此原則，有些人會主張醫師必須不計一切代價延續生命；然而，有些人則會主張，不分黑白的一味給予病人無效醫療，不僅是讓病人活受罪，更是徒然給家屬錯誤的期望。以色列前總理艾里爾．夏隆（Ariel Sharon）就是最知名的例子。夏隆前總理生前因為一場中風陷入昏迷，後來甚至被評斷為永久性植物人，永遠不可能重拾以往的健康。儘管如此，在這個狀態下，他仍靠著加護病房裡各種維生機器的支持，度過了整整八個年頭。你說，這樣不計一切代價延續艾里爾．夏隆的性命，真的有做到「行善原則」所說的「做最有益病人的事」嗎？

同樣的，醫學倫理四大原則裡的「不傷害原則」，狹義來說是「不做有害病人的事」，但就廣義來說，它也可以解釋為「終止對病人的無效醫療，同時讓家屬承受的煎熬降到最低。」

不可諱言，四大醫學倫理的確提供了行醫者最基本的精神標竿，但是在現代醫學中，若要讓這四大原則不會流於形式，對臨終患者造成無謂的折磨，我們還需要更進一步闡述它們各自隱含的意義，方能讓醫病雙方都能因此受惠。

除了醫學倫理可能成為「善終」的絆腳石，法律上的規範也常讓加護病房難以制定有關撤銷無效醫療的具體標準。基本上，每一個社會的法律都跟當地的宗教、文化和歷史背景脫不了關係，所以要在這種前提下制定出一套明確規範「正確」醫療的法律，談何容易？況且，這些試圖讓人在面臨醫療抉擇時有所依歸的律法，一不小心也可能淪為與醫學倫理一樣的境地，流於一種形式。

單純就目前各國的醫療法來看，某些國家或許是認為，撤銷年老體衰者使用維生機器的權利視同奪取其生存權，因此在法律中明文禁止這樣的做法；部分國家的法律則特別強調捍衛病人權益和尊重病人意願；還有國家的法律明文列出醫師有拒絕對病人施以無效醫療的權利；至於根本無力負擔加護病房經費的國家，則把醫療法的重點放在基礎的醫療資源分配上。

不過，儘管目前各國在制定醫療法的方向不盡相同，但許多有針對臨終醫療制定相關律法的國家，倒都認為這方面的律法不宜制定得太過死板，需保有一定的彈性才可以發揮最大的效益，而且未來在醫療實務上，強化醫病之間討論這類敏感議題的管道，亦是當務之急。

對醫療訴訟的憂懼，恐怕也是醫師持續對病人施以無效醫療的原因。因此唯有建立醫病雙方坦誠溝通這方面議題的管道，才能避免病人和家屬對無效醫療抱有錯誤的期望，衍生無謂的醫療訴訟。事實上，許多醫療訴訟皆是源自病方的誤會與不了解，雙方若能在施予或接受醫療處置前，清楚了解無效醫療對病人健康造成短、中、長期的影響，勢必可以省去很多不必要的訴訟。

比起所謂的道德原則和法律約束，喚起大眾對加護醫學的重視，對臨終醫療具有更大的意義。我們必須讓大眾明白加護醫學是臨終醫療裡的核心角色，用更淺白、具體的語言向民眾闡釋加護醫學應發揮的功效，如此一來，醫病雙方才能一起面對加護醫學目前面臨的窘境，知道「放手」讓病人善終，就跟拯救性命同等重要；而且對家屬而言，放過病人一馬，其實也是放過自己一馬。

人生即將走到盡頭的年長者，通常都需要做許多繁複又昂貴的醫療處置，諸如：設置靜脈導管、施用高價藥物、使用人工呼吸器、進行血液透析等等，每一項都需要給付龐大的費用。儘管這些醫療處置所費不貲，儘管病人早已行將就木，但醫師基於病情中的不確定性，往往還是會向家屬提及這些效力更為強大的醫療處置方式，而家屬基於對病人難以割捨的情感，通常也都會同意醫師的提議。許多美國家庭就是被這些無效醫療的鉅額費用搞得家財散盡、一無所有。另一方面，大家都心知肚明，在健保體系裡，醫師的薪水並不是死薪水，它還會將醫師施做的醫療服務量計算在內。這項給薪制度的本意，是為了鼓勵醫師為病人提供醫療服務所付出的辛勞，所以為病人做越多檢測和醫療處置，醫師就能從中獲取越多薪酬。

以正面的角度來看，這樣的給薪制度，確實能讓醫師更願意為病人付出，然而，若是從取巧的角度來看，這樣的制度也可能淪為某些醫師斂財的工具，造成病人、家屬和社會三輸的局面：病人的病況不會因無效治療好轉，家屬必須背負龐大的醫療費用，社會有限的醫療資源也得不斷被稀釋。

老實說，病人在人生最後六個月耗費的照護費用真的是一筆天文數字，即便是主張讓病人可以善終的「安寧照護」也不例外。一般人在聽到「安寧」這個字眼，竟然也會牽涉到高額和積極性的醫療處置時，不免都會大吃一驚。安寧照護中常施做的「緩和性手術」和「緩和性化療」即為最經典的例子。雖然某些被稱之為「緩和性手術」的醫療處置，的確是純粹為了減輕病人的不適感或痛苦，但絕大多數被冠上「緩和性」的醫療處置，還是以延長病人的壽命為主要目的。以專門用於治療轉移性攝護腺癌的強效藥物Sipuleucel-T為例，最好的情況下，它可以延長病患三到五個月的壽命，但病患接受此治療期間，仍會因它蒙受所有化療常見的副作用，而它的一個療程就要價九萬三千澳幣。另一方面，據估計，就算病人只是居家接受社區照護服務，他們臨終前最後三個月的安寧照護費用也會高達六千美元。

拯救性命固然是醫師的天職，但在對臨終病患提及積極性治療時，卻鮮少有人告知病人，在他們試圖用這些療法延緩死神降臨之際，可能將一併招來什麼折磨。對一個來日無多的人來說，眼前有一個可以延遲死期的選項是多麼誘人，而他們通常不太清楚這背後可能需要付出的慘痛代價。話說回來，如果你問這些以拯救性命為志業的醫師，在他們即將走至人生終點時願不願意再接受積極性治療，你會發現，絕大多數的醫師都會說「不願意」；不過矛盾的是，在此同時，這些醫師卻還是會建議他們的病患接受這類治療。（所以民間也流傳著一些繞著這個主題打轉的黑色笑話，像是：「為什麼他們要把棺蓋釘死？這樣腫瘤科醫師才不會再叫他們做化療呀！」）

一項具指標性的研究成果，甚至道出了一個更令人哭笑不得的現象。根據該研究的數據指出，只選擇積極性臨終醫療的病患，其存活率和生活品質都比以安寧照護為主的病人差。換句話說，那些積極想要活下來，而採取了較為激進的醫療處置的病人，反倒加速了自己走至人生終點的速度。

所以追根究柢，究竟是什麼具體的原因驅使這麼多人生只剩幾天或幾週可活的年長者，落得必須在加護病房的病床上，靠著維生機器度過人生最後一段路的局面呢？

我想，現代醫學處置病人的方式恐怕難辭其咎。人只要到了一定的年紀，健康狀況就會慢慢走下坡，很容易因為一些小病小痛而臥床不起，尿道感染就是最常見的例子；許多年長者就是在染上這類感染症後，迅速進入生命的最後階段。

在現代醫學還未盛行的那個年代，老化是一件再自然不過的事，每個人都可以在人生的幾十年間慢慢感受和預見自己身體衰退的狀況。年老者出現感染症後，也不會受到太多折磨。他們通常會在家裡度過人生最後幾小時或幾天的時光，然後在親友的環繞下有尊嚴的安詳辭世。

反觀今日，一旦年長者病危，大家的第一個反應往往是打電話叫救護車，讓救護車把他們送往最近的急診室。待急診室搶救回這些病人的生命徵象，便會將他們轉交給其他最有利他們病況的科別診治，而且在許多狀況下，年長者都必須入院接受治療。依照他們疾病的嚴重程度，最終這些老人家可能就得在加護病房裡度過人生的最後幾小時或是幾天。現代醫學處置病人的方式有多不及格，這項數據或許能讓你更具體明白：醫院內的緊急呼叫中，大約有三分之一都是為了救治臨終病人。換句話說，醫院常常不願承認病人已嚴重至病入膏肓的事實。

現行的這套醫療體制就像是把病人送上一條自動輸送帶。在這條輸送帶上，除非你的生命即將在幾小時或幾天內結束，否則不會有人將你視為臨終病人。再者，就現況來看，任何一位專業醫療人員都很難讓你脫離這條運輸帶的掌控，並坦誠向你和家屬告知你目前的處境。於是，在被奪去要如何度過人生最後幾週或幾個月的選擇權後，你也只能任由自己的命運隨著這條輸送帶前行。

第十五章

無效醫療

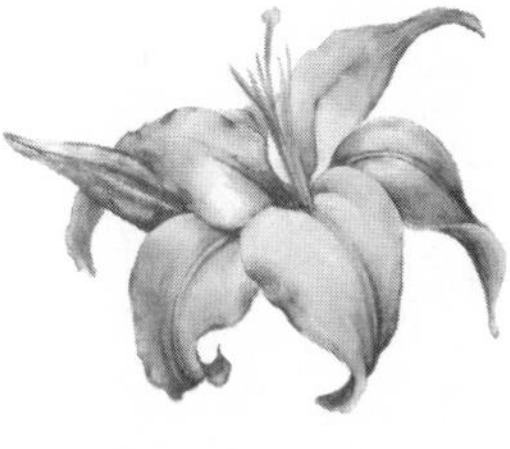

如果死亡象徵的是醫療失敗，那麼醫學注定是一門失敗的學問。

——英國醫學倫理暨人權學家 朱利安．薛爾特（Julian Sheather），

《死前時刻》（*Life Before Death*）

縱然現代醫學囊括了如此多項尖科技，但目前醫界還是很難清楚判定，何時該將對病人的處置視為無效醫療，因為醫學裡實在存有太多的不確定性。你在取捨是否該放手讓一個人走的時候，這股不確定性往往會導致你傾向繼續延長這個人的性命，即使眼前的機會渺茫。那麼要在怎麼樣的情況下，「機會渺茫」才會變成「毫無希望」呢？一旦「毫無希望」成定局，任何進一步的醫療處置就會被視為無效醫療。

在醫學上，除非大腦徹底停止運作，否則要說出病人「毫無希望」是一件非常困難的事，即便大腦停止運作，還是有人堅持，一個人只要有心跳和呼吸，就不能算是死亡。不過，這番主張顯然是忽略了一項事實，即：假如沒有人工呼吸器的支持，大腦停止運作後，人的呼吸自然也會終止。況且現在社會上的多數人都已經接受了腦死等同死

亡的概念，所以在此我們就姑且不再對這個論點多做著墨。

然而，除了腦死病人外，加護病房裡還躺著許多靠著維生機器保持呼吸的虛弱年長病人。這些病人的病況幾乎沒什麼機會好轉，有時候，他們身上的那份希望甚至會從「渺茫」轉為「虛空」。這段從有望轉換到無望的過程中，他們通常也已經在加護病房裡接受了好幾天、好幾週，乃至好幾個月的積極性治療；這段期間，即便院方竭盡所能的用各種醫療科技支持著他們的生理徵象，仍難以挽留他們日漸衰退的生機。

最近我們研究團隊發表的一份數據指出，臨床上的病人在人生最後十二個月，為了改善健康狀態所接受的醫療處置中，有高達三分之一都是「無益」或「無效」醫療（用於減輕疼痛或不適症狀的醫療處置沒有列入統計的範疇）。比起「無效醫療」（futile treatment）這種說法，有些人比較喜歡用「無益醫療」（non-beneficial treatment）或「不適當照護」（inappropriate care）來代稱這類對病情不會有任何幫助的積極性或傳統醫療處置。有時候，由於事實顯而易見，你可以很輕易的做出「無效醫療」的判斷，但多數時候，醫學裡的不確定性還是會讓醫師舉棋不定。在加護病房裡，所謂的「無益醫療」大概就是「即便給了病人該項治療，但病人依舊永遠無法在加護病房以外的地方活下去」。當醫師在判斷是否該撤除一位病人的積極性治療時，這樣的定義有一定的幫助，只不過其中的「永遠無法」，在現實中還是充滿不少變數。

而也有人將「無效醫療」或「無益醫療」，定義為「該項醫療處置造成的負擔遠超乎其所產生的任何利益」。儘管這項定義可以讓大眾用更廣的面向去思考「無效醫療」，但其中的「遠超乎」一詞，仍是一個相對性的字眼，在判斷上還是有許多討論空間。

由此可以看出，在這些定義中，「無效醫療」始終存有界線模糊不清的不確定性。至於我個人對「無效醫療」的解釋，則是「該項醫療處置造成的負擔，永遠無法達成病人的目標」，這句話雖然同樣具有許多討論空間，但它的陳述方式卻清楚表達了「以病人為中心」的理念，而非硬邦邦的哲學或道德理論。

美國知名的外科醫師暨作家阿圖・葛文德（Atul Gawande），曾用「患有致命性病痛」（fatally ill）一詞定義被施予「無效醫療」的病人。他說這些患有致命性病痛的病人，「試遍各種現代醫療，病情卻未見起色，只能靜靜等待回歸塵土的時刻。」

「患有致命性病痛」算是一個相當明確的判斷依據。葛文德醫師認為，一旦確定病人患有致命性病痛，就應該詢問他們以下四道問題：

1. 你對自己目前的健康狀況或病況有什麼了解？

2. 你擔心的事情是什麼？
3. 你願意付出什麼代價改變現狀？
4. 對你來說「好日子」是什麼樣子？

當我們判定病人「患有致命性病痛」且任何醫療處置皆無法改善病況時，這些問題是開啟醫病雙方溝通的最佳方式；目前它最廣泛應用在癌症這類重症病人身上。不過，在今日的醫療現況下，這套溝通方式卻不見得都派得上用場。

如稍早所言，隨著醫療的進步，多年前許多會讓長輩安詳辭世的小病小痛都可以靠現代醫學輕易化解，但就算醫療再怎麼樣進步，卻還是無法根治他們因年老整體衰退的健康狀態，於是就在這個惡性循環下，他們只能靠著維生機器苟延殘喘，根本無力再去回答葛文德醫師為了避免無效醫療所提出的四道問題。

想要避免這樣的窘境，眼下我們顯然有兩種因應之道。一為預設臨終照護計畫，即在得到重病和無法表達自身意見之前，就先以葛文德醫師的問題為綱要，列出自己的意願。此舉是我比較推崇的做法，有關預設臨終照護計畫的詳細做法，請參照第十三章的內容。

另一種方法，則是替自己指派一位代決人，讓他們為病人發聲，傳達病人的意願。只是這種做法就不像前者那樣周全，因為這會讓親友被迫處於定奪病人生死的高壓狀態當中。

※

躺在五號病床上的女人是辛德斯太太，她已經入院一個晚上。辛德斯太太七十五歲，心臟因冠狀動脈阻塞產生嚴重衰竭，而肺臟更因心臟衰竭之故，蓄積了大量液體，讓她的呼吸既短又淺，苦不堪言。醫師替她開了一些利尿劑，並為她注射了少許嗎啡以減輕不適感，最後又在她臉上戴了「持續正壓呼吸器」的氧氣罩（CPAP，這套裝置能將少量加壓氧氣不斷打入密合口鼻的氧氣罩內，以增加病人肺部吸收氧氣的能力），輔助她呼吸。以上的處置都很得宜。不過根據心電圖和血液檢測的結果顯示，辛德斯太太有輕微心肌梗塞的跡象，而疏通那條阻塞的動脈，勢必可以讓她心臟運作的能力好轉，於是辛德斯太太被火速轉往血管攝影室（angiography suite）進行支架手術。手術順利進行，醫師在她阻塞的血管裡放了一個支架，讓血液終於能從撐開的血管壁流入心肌，供給心肌養分；否則她最終很可能會因為心肌大量受損，引發重度心肌梗塞而亡。

術後，辛德斯太太雖然仍需呼吸器輔助呼吸，但已能安穩的躺在病床上。醫師開了一些藥物維持她的血壓和防止支架因凝集血塊再度阻塞血管，同時也讓主動脈內氣球幫浦全力支持她循環系統的運作。主動脈內氣球幫浦（Intra-aortic balloon pump，IABP）是一套以導管置入主動脈，幫助心臟循環的氣球裝置。當心臟舒張時，氣球會充氣擴張，增加血液灌注到主動脈的流量；心臟收縮時，氣球則會消氣，降低主動脈內的阻力，讓心臟的整體運作更有效率。

假如辛德斯太太只有心臟方面的問題，這樣的處置方式大概無可挑剔。然而，她七十五歲了，而且還患有乳癌，癌細胞已擴散轉移到全身各處，當時正在接受安寧照護。

在這個前提下，這一切有關心臟的醫療處置恐怕就有些令人匪夷所思。面對幾乎毫無希望重拾快樂人生的辛德斯太太，怎麼還會有人建議她和她的家人，接受這一連串繁複的醫療處置？且這個已染重病、來日無多的老嫗又怎麼會接受這樣的無效醫療？

在我上高中的時候，有一天我隔壁的鄰居要去醫院動個手術。我不清楚她動手術的確切原因，但我想應該是為了治療某種位在腹腔的癌症。我這位鄰居年事已高，是一位退休警察的太太，我母親常去她家串門子，我們兩家也曾在假日一起出遊過。然後某天放學回家，一進門我就看到我母親淚流滿面，我問她怎麼回事，她說布萊克威爾太太在手術中去世了。根據我母親的轉述，她顯然是在手術中死亡，因為當時醫師一打開她的腹腔，就發現癌細胞早已擴散到她的整個腹腔，根本回天乏術。如果是在今天，布萊克威爾太太生前一定不必再接受這個開腸剖肚的無效醫療，因為現代醫療有許多精密的影像設備，可以在手術前就先發現她的癌細胞已嚴重擴散。不過話說回來，在那個沒有化療、放療和加護醫學的年代，無效醫療的發生率也相對低，因為就算醫師想要力挽狂瀾，手邊派得上用場的醫療技術也相當有限。也就是說，除了當代病人的臨床狀態外，現代醫學發展的程度亦是造就今日無效醫療屢見不鮮的因素。

布萊克威爾太太並不是我記憶中唯一為了確認癌症病況，卻命喪手術臺上的例子。其他幾位命喪手術臺的案例，也跟布萊克威爾太太一樣，既沒有經歷術後的痛苦，人生的最後幾天或幾週內也沒有在折磨中度過。這些命喪手術臺的患者，死因都是「病重致無法承受手術之麻醉」，從我現在的專業角度來看，我猜想這應該是醫療人員不願讓病人繼續受苦的手段——在當時那種沒有任何更先進治療技術的環境下，病人術後也只能帶著傷痛，更痛苦地等著死神的降臨。或許就是基於這個考量，過去的手術人員才會選擇讓病人在手術的麻醉中辭世。其道理就跟我們不願寵物受重症所苦，就會對牠們施以安樂死一樣。不過，真相究竟是否如此，我們永遠不得而知，因為就算我們翻出一九五〇到一九六〇年代的麻醉和手術表單，恐怕也拼湊不出背後的真相。

史蒂芬．史崔特（Stephen Streat）是一位在紐西蘭奧克蘭市執業的加護醫學科醫師，我很欣賞他敏銳的思維和富有同理心的行醫原則。在討論無效醫療這類話題時，他一直很強調表達方式的重要性。他提醒我們，「無效醫療」一詞帶有強烈的主觀意識，意味著醫師認為病人已不具有繼續接受醫療的價值。所以在這種情況下，醫師不該只是告知病人的狀況無藥可救，而是要以更淺白的語言和坦誠的態度告訴病方，若病人繼續接受治療的利與弊；同時，千萬不要低估「殘忍的慈悲」對病人的衝擊，很多病人都是因此蒙受莫須有的折磨。只要醫病雙方願意敞開心胸良性溝通，其實絕大多數的人都能坦然接受這種「終止無效醫療，讓病人善終」的概念。

第十六章

加護醫學：人生終點的起站

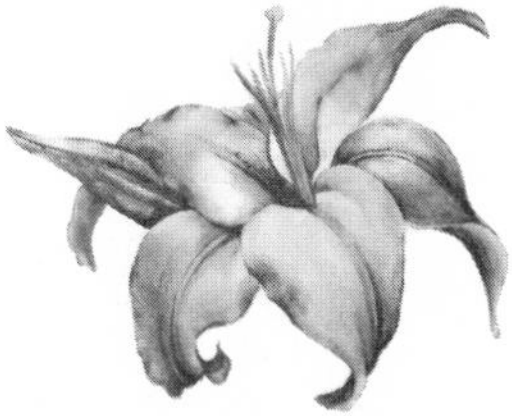

一般人都認為，加護醫學科是在一九五〇年代初期，於北歐哥本哈根創立。當時小兒麻痺肆虐，這種病會影響身體的肌肉，造成部分肌肉暫時性或永久性麻痺。麻痺的肌肉如果是在四肢，通常不會對人體產生什麼致命的後果，但如果麻痺的肌肉是在橫膈膜，那病人可能就會因為無法呼吸或咳嗽而死亡。

為了讓小兒麻痺的病人有更多活下來的機會，麻醉科醫師約恩．伊柏森（Bjorn Ibsen）建議照顧這些病患的亨利．拉森（Henry Lassen）醫師用人工的方式輔助這些病人呼吸，因為伊柏森醫師在手術裡就常常用這種方式輔助病人呼吸。那時候的人工呼吸器，是從病人的喉頭插入一根直通肺部的橡膠管，然後再以風箱式的打氣系統將氣體打入病人的肺臟；有了它的幫助，小兒麻痺的病人就有機會挺過小兒麻痺病毒暫時性癱瘓橫膈膜肌肉的過渡期，待日後他們的免疫系統戰勝了小兒麻痺病毒，病人的呼吸能力便可恢復正常。不過一九五〇年代初期，自動化的人工呼吸器尚不普及，為了達成這個二十四小時不間斷將氣體規律打入病人肺臟的任務，伊柏森醫師還特別帶領一批醫學系學生，輪班為這些病人手動操作人工呼吸器。所幸沒多久，北歐就陸續發展和量產了一系列可因應病人不同需求的自動化人工呼吸器，接掌了這些醫學生的工作。

自此之後，加護醫學的概念就開始遍及全球，慢慢在醫院裡占有一席之地。投身此領域的醫師和護理人員不但需要研讀特定的教科書，還需要經過專業的訓練和認證。到了一九七〇年代，絕大多數已開發國家的大型醫院，更幾乎都設立了加護病房。

一開始，加護病房收治的對象都是患有重症的年輕病人，這些重症可能是嚴重的外傷，也可能是攸關生死的大感染，不過整體來說，只要幫助這些病人挺過這些難關，日後他們重拾健康的機率都很大。不僅如此，當時加護病房也會支援各專科，替他們照護動完大手術的病人，提升病人的術後復原率。比方說，動完心臟手術後，在病人徹底恢復呼吸和心血管功能前，他們都需要靠加護病房的維生機器維持穩定的生命徵象。不過這類病人待在加護病房的時間並不會太長，大多只有一到兩天的時間，之後這些本來有可能蒙主寵召的病人便會完全康復，回歸正常的生活。

早期的加護醫學令人覺得希望無限。身為創立加護醫學科的一員，我們當時更是不斷拓展應用加護醫學的疆界，並發展更多有助病人度過生死關頭、恢復健康的創新醫療技術、藥物和機器，力求突破臨床上的各種限制。許多新疾病也因為這些先進維生醫療的出現，有機會陸續被發現，成人呼吸窘迫症候群（adult respiratory disease syndrome，ARDS）即為一例。不知不覺間，加護醫學就成了醫院裡不可或缺的一個科別，不論是神經外科、心臟外科或創傷科等醫師，都越來越依賴加護病房，需要靠它輔助病人的術後照護工作，以增加病人的存活率。

不過就在我們急著擴展應用加護醫學的疆界，並且奮力發展更多延續生命的方法時，卻忽略了一些重要的問題，例如：我們應該延續誰的生命？在我們插手延長病人生命前，病人從疾病中復原的機率為何？長期下來，病人的病況會演變成怎樣？換句話說，只要病人已病入膏肓、命在旦夕，我們就應該讓他們在加護病房裡度過人生的最後幾天或幾週嗎？假如他們無法存活下去的事實已經越來越明朗，法律和社會又該用什麼樣的態度終止加護病房提供的醫療支持？

我們該怎麼做出扣留或是撤銷醫療處置的決定？是該全權由病人或家屬選擇嗎？還是必須以醫師的建議為基礎？假如醫病雙方的意見兜不攏，又該怎麼化解？有哪些法律對這個新領域有所規範？

當時我們根本沒想到那麼多，因為一時之間，我們早已被加護醫學帶來的好處沖昏了頭，渾然不知這門醫學將對整個醫學界帶來多少衝擊。

直到有一天，我們才驀然發現它對醫學界產生的影響，煞住了埋頭猛衝的態勢，開始退一步，以客觀的角度審視加護病房應該扮演的角色，並思考該如何就加護醫學的目標和限制，與大眾討論這個議題。

與此同時，隨著人口老化，救護車載送和加護醫學科收治的病患族群逐漸高齡化，也慢慢開始讓加護病房的景象變了調。躺在加護病房裡的病人不再是突然遭逢生死關頭的青壯年人，而是慢性病纏身，因一個小病痛就可能得被送入醫院的老年人，其中又以跌倒和感染症為最常見的入院原因。就像我們前面所說，骨折和感染對一個二十歲的小夥子來說，可能稱不上是什麼大問題，但對一位年老體衰的老人家來說，卻可能是一個足以致命的大麻煩。

由於過去加護醫學成功幫助許多垂死的重症青壯年人重拾健康，我們也理所當然的把這套照護方法應用在這些被救護車送進醫院的垂死年長病患身上。只是我們卻沒考量到，對後者而言，他們病癒的機會，基本上跟他們原本的健康狀態有比較大的關係，加護病房對他們的幫助則相當有限。於是，加護醫學科就在這股高齡化的浪潮中，慢慢成了一個讓病人等死，以及迫使家屬背負沉重經濟負擔的牢籠。

處置敗血症等危及性命的重度感染症是加護醫學的主要營收來源，據統計，光這方面的處置費用就高達數十億美元。由此可知，加護病房的醫療人員對敗血症的處置方式早已駕輕就熟。抗生素、靜脈輸液和支持循環系統運作的藥物是處置敗血症的基本配備，至於人工呼吸器和透析儀等更繁複的醫療手段，則是視病人狀況上場助陣。於是，在加護醫學的支持下，敗血症的死亡率日益下降。若單單就敗血症這一點來看，或許你會認為這是一件值得慶賀的現象，但若把眼界拉大，你就可以清楚看到敗血症的死亡率下降，並沒有為整個醫療體制帶來什麼顯著的好處。不過這就是人類思考的通病，我們看到的通常都是眼前的表象，不論是在思考或是研究上，我們大多都是著重在加護醫學對病人的短期影響。因此，只要我們可以讓病患在加護病房裡逃過一死，便會歡欣鼓舞的把那些被稱之為醫學奇蹟的成果，登載在有聲望的期刊上，大肆宣揚。

然而，加護醫學造就的不只是醫療奇蹟，還有醫療酷刑。許多病人被迫孤立在加護病房，忍受著莫須有的痛苦；在燈火通明的病房裡，他們徒留著一口氣，睡不好，也動不了。即便裡頭的醫療人員再怎麼竭盡所能，使出渾身解數想要改善病人的病況，但對這些病人而言，他們仍難以藉此擺脫身上那些惱人的病痛。

與真正酷刑不同的是，在加護病房裡，這些醫療人員全都不是蓄意讓病人受苦的；事實上，我在加護病房裡從未見過抱持惡意的醫療人員，每一位工作人員全都盡心盡力的關心和照護病人。儘管如此，他們施予病人的醫療處置，還是難免會讓病人的身心承受許多痛苦的折磨。

很多待在加護病房好幾天的病人，最後常常會出現幻覺，害怕別人加害於他。通常這類因為加護病房高壓環境衍生的幻覺，會在病人出院後自動消散。不過，就算是出院，許多病人還是必須花很多時間去適應身心上的殘缺和轉變。可想而知，許多從加護病房出來的病人身上，大多都會有：插入侵入性導管、餵食管或引流管留下的傷疤；落髮；指甲脆裂；和體重大幅減輕，導致肥胖紋爬滿身等明顯的後遺症。除此之外，這些病人的身上還可能會有其他肉眼比較難一下看出的生理機能轉變。譬如，絕大多數在加護病房裡接受多天照護的重症患者，都會出現肌肉萎縮、肌肉無力、關節僵硬甚至是關節「無法動彈」的狀況，讓他們就連走路這類簡單的動作都難以自行完成。不過出院後，這些狀況大多會逐步好轉，只有少數人的肌肉和關節會再也無法復原，並受到永久性傷害。

或許我們更需要關注的是加護病房對病人心理層面的負面影響。很多人都不曉得從加護病房裡劫後餘生的病人，有多達半數的病人會罹患焦慮症和憂鬱症。許多病人深受廣場恐懼症（agoraphobia）之苦，難以重返正常的社交生活；出現性功能障礙和婚姻破裂的病人更是不在少數。再加上嚴重的情緒和認知障礙，許多人在出院後，處理家務和理財的能力都大不如前。

比起病人本身承受的身心折磨，家屬和照護者肩負的重擔更鮮為人知。許多因中風或心肌梗塞等重症入院的病人，都需要進行循序漸進的康復治療。康復治療對病人預後的幫助不少，但加護病房的病人卻不太知道這件事。有少數十分關注病人預後的加護醫學科醫師，在病人出院後，會主動提供病人有助提升預後狀況的康復服務，例如物理治療或心理諮商等；但是對大多數醫務繁忙的加護醫學科醫師而言，他們光是處理入院病人的急症就分身乏術，根本無暇再去關心這些已經度過急性期、病情趨於穩定的病人。所以出院後，幫助病人康復的重責大任就落到了家屬和照護者肩上，他們通常必須一手包辦協助病人身心復原的所有工作。

創傷後壓力症候群（post-traumatic stress disorder，PTSD）是一個大家耳熟能詳的醫學術語，但它的界定卻不是很容易。原則上，創傷後壓力症候群是指一個人經歷極度的創傷壓力事件後，無法因時間而淡忘這個事件對身心造成的壓力，致使身心一再重陷事件發生當下的驚恐情緒中，並出現盜汗和心悸等生理症狀。沒有人曉得，到底有多少住進加護病房的人因此出現了創傷後壓力症候群，這個比例可能只有百分之五，但也可能高達百分之五十。

最近的研究更發現，多達半數的年長病患，在出院後的半年內，通常會再度因為不同的病因入院，而且這些病人當中，大約只有百分之二十的人可以活超過一年。

儘管重度感染症是病人入住加護病房的常見原因，但就年老體衰的病人而言，感染症的輕重程度並不是影響他們預後的關鍵因素，他們的年紀、長期健康狀態和他們過去六個月內是否曾經入院治療等因素，才是決定他們預後狀況的關鍵。也就是說，假如病患在入院前，就有輕度或中度的衰弱症，那麼他們在出院後，很有可能會變成無法獨立生活的重度殘障者。

至於在入院前就已經是重度殘障者的病人，入院後的死亡率通常很高。即便他們在入院之後順利撿回一命，頂多也只能維持現狀，並終生躺在養護機構裡，靠別人打理一切大小事。在你思考該不該把年長者送入醫院或是加護病房時，這些資訊就是你下決定的重要標竿。話雖如此，當代的醫療體制卻很少考量到這些因素，而病人和其照護者對這方面的訊息，也幾乎一無所知。

加護醫學究竟對病人做了些什麼事，才會讓病人出院後仍必須蒙受如此大的折磨？針對這方面進行探討的研究給了我們一個方向。這類研究發現，病人出院後預後不佳的癥結點，主要是跟病人一開始入院的狀況有關，加護醫學的照護方式並非是絕對因素。

根據目前的研究成果，我們約略只能得知，病人在加護病房裡的經歷，或多或少會影響他們出院後的身心狀態。因此，許多研究成果認為，加護醫學應該從兩個方向提升患者出院後的復原率」；一為「開發創新的照護方式」，一為「在醫治急症傷患時，須以保持他們的生理機能為目標」。美國的《病人保護與可負擔健保法案》（The Patient Protection and Affordable Care Act）就明文規定，醫院必須降低年長病患的再入院率。單就這則法案的走向來看，或許它真的可以引領美國的健保體制走上正軌，但是它打算降低年長病患再入院率的出發點，卻不太正確。

這則法案之所以會明文規定醫院必須降低年長病患的再入院率，是認為病人會一再因相同的病症入院，都是因為院方未給予病人適當的醫療處置。有時候，這確實也是一個原因。不過更多時候，這個現象卻是因為這些病人已經來到了人生的最後階段，所以傳統醫學對他們的幫助非常有限。因此，此時他們需要的不是更多的醫療處置，而是完善的社區照護服務。

但不管怎麼樣，這條法案致力於降低再入院率的決心還是值得嘉許。我想，這個法案是想要推動院方改革處置病患的方式，好讓病人的健康狀態能徹底獲得改善，不必再反覆進出醫院。畢竟，在力圖導正健保體制問題的當局者眼中，再入院率就是評斷整個健保體制是否成功運作的重大指標。一般而言，高再入院率，即意味健保體制運作不彰；然而，若我們從另一個全然不同的角度看待高再入院率，或許就會發現它跟健保體制的成效沒什麼關係。

現在就讓我帶著各位從另一個角度討論醫院的再入院率。前面我們說過，患有嚴重感染症的年長病人，出院後的預後不佳，並非是加護病房的照護不周，而是因為他們本身的健康狀態早已因自然老化衰退到一個搖搖欲墜的狀態，所以就算他們能活著從加護病房出院，健康狀態也會大不如前。換言之，在這個前提下，再入院率高並不是健保體制的成效不彰，而是因為這些長者的健康狀況自然衰退所致。假如當局真想要徹底改善今日再入院率居高不下的景況，就必須針對這方面擬定其他對策，並坦誠和民眾討論年長者就醫的議題。

身為加護醫學科醫師，我對加護醫學能提升治癒病人的效率，並讓更多人活著離開醫院感到驕傲。不過，當我設身處地從病人的角度來看待加護醫學時，我則希望我所投身的加護醫學不僅僅是整個醫療體系裡不可或缺的一員，更應該要能夠讓病人在出院後，都能獲得更好的健康和生活品質，讓我能夠打從心底對這些年來加護醫學成功降低敗血症死亡率的事實，感到開心。

目前的研究還有針對年長患者的其他入院事由，探討加護病房對這些年長病患的幫助。舉例來說，當中有研究發現，因肺炎、心臟衰竭和心肌梗塞等原因入住加護病房的年長患者，日後的再入院率和死亡率皆高。最重要的是，如果種種跡象顯示，年長病人入住加護病房後弊多於利，病人和家屬都應該有權知悉這個可能性，以便日後他們能依此規劃出更符合他們意願的照護計畫。照現況來看，許多出院的病人都不太清楚自己日後的命運；他們不曉得自己的健康狀況將大不如前，既不曉得日後自己會越來越頻繁地入院治療，也不曉得傳統醫學對他們身上的病痛會越來越無用武之地。

對照護住院患者的醫師而言，只要病人可以活下來，他們就會把這視為是現代醫學的勝利，不會想到這些病人的健康狀態其實更需要治療之外的支持。想要改變現狀，政治家和政策制定者就必須改變現行的健保體制，讓現代醫療更貼近各個病患族群的需求，如此一來，每位病患才有機會根據自己的意願選擇適合的醫療照護服務，而不必將反覆入院接受無效醫療，視為唯一的選擇。

第十七章

敲開天堂的門

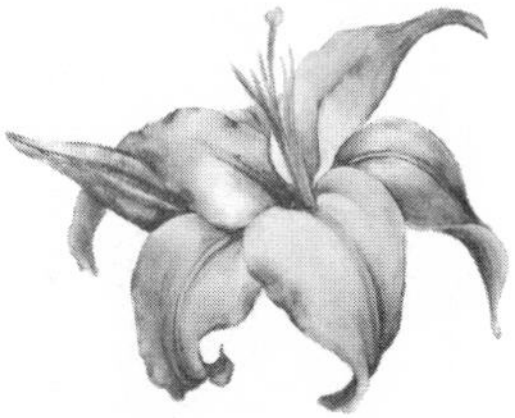

基本上大家對老化和死亡議題都敬而遠之，但是及早面對它們，對我們有益無害。況且就算老化會在我們身上留下痕跡，我們還是可以讓自己活得充實、精彩。你還是可以欣賞這片美麗的大地，見證世上的奇人異事，並且愛你所愛之人。歲月不會帶走你的好奇心和想像力，反而會讓你更添智慧，也難怪人家會說「家有一老，如有一寶」。

即便老化終有一天會把你帶向死亡，但回顧人生的過程中，你會發現這樣的結果不見得只會讓你感到情緒低落。英國醫師奧立佛・薩克斯（Oliver Sacks）在八十歲出頭時，得知自己的病情回天乏術，當時他在《紐約時報》寫下這段文字描述他的心情：「我無法假裝自己對此毫不畏懼，但此刻我心中的感激之情大過其他感受。在這段人生中，我有我愛的人，也有愛我的人；我從別人身上得到很多，也回饋了一些東西給別人；透過旅行、閱讀和寫作，我還跟這個世界、眾筆者和讀者有了永生難忘的交流。最重要的是，在這片美麗的星球上，能以人類這種兼具理性與感性的生物探索世界，已是我此生莫大的殊榮。」

就某些面向來看，老年人是個負擔。在開發中國家，老年人在他們眼中就是一個事事需要他人協助、耗費糧食的存在。過去有些群體就曾發展出，把這些成為負擔的老人帶到白雪覆蓋的山頭，任其自生自滅的風俗；或是在部落移動時，拋下這些老人，頭也不回的前往下一個營地。這一切的行為，都是為了不要讓老年人的存在壓縮了年輕人的生存空間，而我相信就算是今天，這種觀念還是以許多不同的形式在社會上演。

在已開發國家，或是所謂的文明社會裡，這種把老年人棄置覆雪山頭的觀念，則轉化成一種蓬勃發展的「養老」產業。近年來，退休莊園、療養院和老人之家等專門照護年長者的長照機構，如雨後春筍般一家接著一家開。不過，不管這些機構叫什麼名字，基本上它們就是用來安置老人的地方；一旦老人的自理能力越來越差，甚至需要全天候的照護時，無力承攬這沉重照護負擔的家屬便會考慮將他們送往這些機構。

面對高齡化的社會，即便這些機構開得再多，還是來不及消化這股需求，因為通常等候要將老人送入這些機構的排隊名單多半很長一串。另一方面，由於這些照護機構的費用，不論是對家庭或是個人來說，都是一筆很大的金額，負擔不起費用的人，往往就只能成為子女之間的人球，任由大家互相推諉照護他們的責任。

進入長照機構的老人，日子也不見得會過得比較幸福。雖然這些長照機構的工作人員都會盡力提供他們最周全的照護，但只要你到這些機構走一遭，就會發現，住在裡頭的老人，不是坐在日光室裡盯著牆面發呆，要不就是在房裡一臉茫然的看著電視。直到年輕的訪客來訪，尤其是訪客還帶著孩童時，他們意志消沉的臉上才會開始散發光彩，迫不及待地想要跟他們聊聊近況。

很少人會對住進這些機構抱有期待，因為到了要入住這些機構的時刻，也意味著我們已經快走到了人生的終點。

這些機構有許多工作人員都很盡責，提供了長者最佳的照護服務，可惜這些工作人員的處境就跟他們照護的人一樣堪憂。因為在社會上，這群照護者的薪資微薄，他們的盡心付出充其量只能額外換得一些口頭上的表揚。

你或許可以「延緩」自己必須依賴他人生活的時間點，但你絕對不可能「阻擋」這股趨勢。一開始，在生活中你可能只是需要一些小小的幫忙，但只要你活得夠久，終有一天你一定會走到必須臥床，全權仰賴他人料理起居的境地。許多比較完善的照護機構，就有依入住者的自理能力，分區提供不同級別的照護服務。

說到涉及老化的病症，以下幾項很可能都會迫使你尋求醫師的協助，包括：跌倒、失禁、肌肉量和肌力下降、視力變差、聽力變弱、精神錯亂、體能衰弱、營養不良、不良於行和慢性疼痛等。這些病症當中，有些或許可以靠一些處置獲得改善，例如配戴助聽器或是眼鏡；但絕大多數這些因老化而引起的病症，其病況往往都只會越來越嚴重，且無法利用醫學改善。

以我個人的經驗來說，我一直試著靠游泳來延緩老化對體能的影響。我幾乎天天游泳，每次都會游個六百公尺左右。可是即便我如此努力的維持體能，我還是發現我的體能狀態正一點一滴的流失。起初，我只是游完泳無法直接撐著池邊上岸，必須踩著泳池的階梯才能順利離水。後來我慢慢發現，我甚至連下水都必須乖乖地踩著泳池的階梯，才有辦法在不露糗態的狀態下入水。另一方面，雖然我還是可以站著穿上我的褲子和鞋子，但我也慢慢發現自己單腳站立的穩定度越來越差，抬腳要穿入單邊褲管和鞋子時，常常都得不時靠著單腳跳，抓回身體搖搖晃晃的平衡感。照這個情況來看，我想，大概再過沒多久，我就會進入那個必須坐著，才能慢條斯理穿上褲子的階段。

現代醫學、飲食、運動、草藥和生活型態對人體幫助的極限，在老年人身上表露無遺。在人的一生中，許多人都鍾情於大自然的美麗，感念它帶給我們的糧食和喜樂；不過與此同時，身為大自然一員的我們，卻忘了生命本來就有一定的週期，人類當然也不例外，最後我們終將跟萬物一樣，難抵天命化為虛無。

如果你有關注戲劇作品，就會發現不論是電影或是電視影集，都很少以六十歲以上的明星作為戲劇主角。就算這些高齡演員有機會在戲劇中演出，飾演的通常也只是主角家族成員裡，一個依據過去刻板印象形塑出來的長輩。（當然，凡事總有例外，克林．

伊斯威特〔Clint Eastwood〕就是其中一例。他在高齡八十多歲時，仍擔綱演出極具個人特色的電影主角。）如果我們真的想要重新刻劃出當代年長者的形象，讓大眾跳脫以往對年長者的刻板印象，勢必要用一個有別於以往的戲劇題材，仔細描繪自然老化對人體和生活的種種真實的影響。

以前我去養護院探視我母親的時候，總會在腦中編導一齣電視影集，而這部劇的第一幕就是由一群正密謀從養護院逃出來的年長者拉開序幕。過程中，他們會夥同養護院外的人協助他們的逃脫大計。這些被他們找上的合夥人，會是跟他們一樣被社會貼上「無用」標籤的社會人士，例如失業的年輕人，他們會以協助這些年輕人獲得工作，作為協助他們逃亡的代價。一旦他們順利逃離了養護院，躲避眾人的搜索，並研擬重掌各自經濟大權的計畫，就會成為後續劇情的主軸。

某一集的劇情，可以描述這群老人替其中一位夥伴，向詐財的理財顧問討回公道的過程；另一集的劇情則可以描繪他們替其中一位夥伴，向不老實的家屬算帳的經過。總之，這群老人會一一揪出並懲罰那些無視老人權益、虐待老人的不法之徒。

影集的劇情會隨著這群老人的復仇行動明快展開，他們會讓所有「巴不得他們快點死，好謀取他們遺產」的人付出代價。那些虐待老人的惡徒，最後都會被眾人公審，並散盡家財。劇情中，也會一一揭露老年人被旁人忽視的身心變化。

整個國家都會發布協尋這些逃院者的公告，不過這些逃院者總能在千鈞一髮之際，逃過眾人的搜尋。當然，劇情裡少不了家屬在媒體上溫情喊話的畫面，他們對逃院者的憂慮會在言談中表露無遺，擔心他們的健康狀態會因沒按時服藥而受到影響——只是，就算他們有按時吃藥，他們的健康狀態也不會好到哪裡去。

或許整部影集裡還要穿插一些感情線，提醒大家，老人家也可能墜入愛河。如果這部劇真能實現，編劇和演員一定都要以老年人為主，此舉會讓老年人有發聲的機會，並擁有一個全新的舞臺。大眾對演員的看法也會因此改觀，不會再以演員的青春、外貌和體重等評估他們的價值。隨著大量戰後嬰兒潮人口步入高齡，這樣的戲劇革命或許指日可待。

※

要改變大眾面對老化的態度，必須面臨許多挑戰。當務之急，就是要讓大家以平常心看待老化，學著與之和平共處。不斷建造有著一間間小房間的照護機構絕非是解決老人照護的根本之道，因為老人家值得享有更好的生活品質，不該只是每天待在那些小房間裡食之無味的吃著三餐，看著電視打發時間。

德語單字「Mehrgenerationenhaus」，就是在描述一種讓多種不同的年齡層共同生活在同一個空間的概念。比方說，托兒中心和青年收容中心，可以和安置老人的機構整合在一起，如此一來，老年人可以貢獻一己之力照護孩童，青年則可以幫助年長者處理有關手機和電腦的事務。以這種形式建置的機構，能夠讓入住者頻繁互動，重建消失的社交網絡。

我們應該拋開過去的框架，用更靈活的思維去思考，怎麼樣才能讓老年人在晚年有更多元的選擇。更重要的，在討論這些議題的時候，我們也應該廣納那些老年人的意見，才能充分了解他們心中真正需要的是什麼。

每位長者的心中都會存有一份被人需要的渴望。滿足長者這份渴望的方式有很多，只要我們願意多花點心思，依據他們的需求打造合適的照護方式，想必絕大多數長者都可以更沒有遺憾的度過這人生的最後一段日子。

第十八章

如何選擇好醫師和好醫院

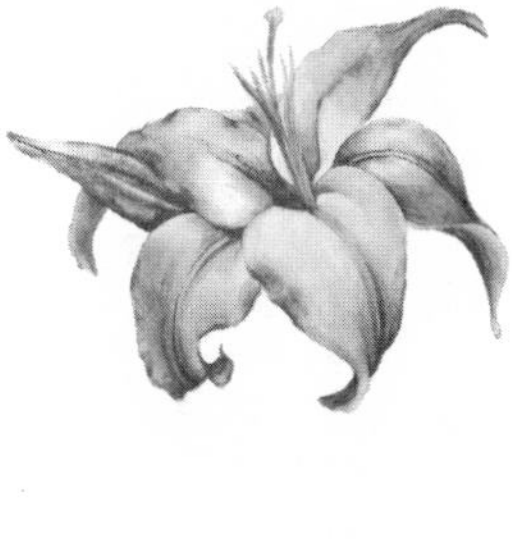

如果你問醫師，他們自己要看病時，會怎樣挑選醫師，每位醫師一定都會說：「看看大家對這位醫師的評價如何。」醫師很少會單憑什麼良醫排行榜或是網路上的評價來選擇為自己看病的醫師——當然他們更絕對不會讓谷歌大神來幫他們看病。搜尋引擎裡的醫學資訊或許可以幫助你診斷出一些簡單的疾病，但絕大多數的病症可不是你表面上看到的那麼簡單。醫師在為病人看診時，除了要了解病人的症狀，還必須考量到病人的個性、經歷、居住環境、年紀和整體的健康狀態等因素，才能夠綜合種種資訊，為他們做出最適當的診斷並給予特定的醫療處置。

請記住，每位醫師的脾性不同，在各領域發揮的貢獻也會有所不同。舉例來說，頸部要動手術的時候，我就會選擇開刀技術最好的醫師，即便他對病人的態度差強人意。因為當你毫無意識的躺在手術臺上時，哪裡還會感受得到他對你的態度？他能讓你順利從手術中康復，才是最重要的事。

在評價一位醫師時，千萬要謹記，醫師各有所長，絕非十項全能。像我有些同儕，大學六年在班上都是名列前茅，但最後一年到醫院實習的時候，卻常常無法得心應手。雖然他們知道該怎麼處理已知的罕見疾病，但面對未知的病症，他們卻很難跳脫教科書的框架去想出一套化解的辦法。實習的過程中，他們除了發現自己很難應變臨床實務上碰到的各種未知數，更難以接受臨床上的許多處置方式只是經驗傳承，並沒有精確的科學理論支持。臨床上，本來就有很多令病人感到不適的徵象和症狀，尚未被定義出一個正式的稱號，但就算這些病症沒有正式的稱號，多數醫師還是能夠活用所學改善病人的狀況。不過對某些視教科書為圭臬的醫學生而言，這類尚未被納入教科書範疇的無解疾病，常讓他們感到心慌意亂；因為這表示他們只能先緩解病人的痛苦，然後再跟著他們一步一步在種種不確定性中，摸索出一套治癒疾病的方法。

部分無法適應臨床實務的醫師會轉往其他領域發展，例如投入流行病學的研究或是從事醫務管理的職務，這些同屬醫學界的領域，著重的技能跟臨床醫學就有所差異。話說回來，就算是從事臨床實務的醫師，不同科別的醫師，也有不同的技能要求。譬如，修復斷骨的骨科外科醫師需要有的專業技術，就跟管理老人慢性病和照護問題的老年病學科醫師不同。以下提供你在選擇各科醫師時，可作為參考的一些標準。（這些標準主要是從年長病患的角度設立的，但是其中的某些評估條件或許也適用於其他年齡層的病患。）

家庭醫師：家庭醫師是讓年長者獲得妥善居家照護的關鍵人物。值得你信賴的家庭醫師應該要具備下列特質（出現的先後順序與重要程度無關）：誠實慈悲；能從宏觀的角度去看待你的病況；不會老是開一堆藥給你吃；對老化和死亡的話題直言不諱、侃侃而談；會仔細為你做例行性的檢查，例如量血壓，並針對你的生活型態給予適當的建議；能坦白說出「我不太確定」、「我不知道，但我們可以一起走過這段路」或是「世事難料，可是我一定會盡我所能幫助你」這類的話；必要時也會主動向其他醫師請益。

血液腫瘤科醫師：注意！他們對你的處置都是以「治癒」你為目標，雖然是出於善意，可是這多半是不可能的任務，尤其是你年紀越來越大的時候。選擇那些在清楚告訴你問題所在，並提供解決方案之餘，仍會坦誠告訴你：「依你的年紀來說，我們還是需要了解治療的副作用，很可能會讓你病況改善的幅度大打折扣。」行事比較周全的血液腫瘤科醫師，在進行治療的時候，不會一味將最新的化療技術強加於你，而是會依據你在人生最看重的事情，去調整治療的方式。切記，有知名的研究顯示，同時接受化療和安寧照護的病人，其存活時間和生活品質都比只接受化療的人好。

外科醫師：身為加護醫學科醫師，有時候我會跟外科醫師說：「雖然這麼說有點滅自己志氣，但你們的所作所為真的能實際改善病人的狀況，甚至是治癒他們。」然而，如果你年紀已經不小了，術後你恢復的速度勢必會變慢，或是根本無法順利康復。你很可能會出現嚴重的併發症，導致健康狀態惡化和生活品質下降。把自己交付給會跟你說這番話：「我們可以為你動這個手術，但我對此舉能否幫助到你抱持著極大的疑慮」，並清楚依照你目前年齡和健康狀況，告知這場手術會為你帶來的最好和最壞情況的外科醫師。請根據他提供給你的專業建議，仔細考量後再做決定。

老年病學科醫師：這些專門醫治年長者的醫師，原則上是年長者就醫時的不二人選。許多老年病學科醫師都非常優秀，但假如你發現他們習慣採用制式的用藥或醫療處置方式處理你的病況，就要特別當心。選擇會坦白跟你從老化和死亡觀點討論「病症」的醫師，並要求他們的治療方式，不要偏離你對人生優先順序的看法。

安寧照護科醫師：在現行醫學的運作模式之下，你通常不會到人生的非常末期才跟安寧照護科醫師會面。他們會一直在醫學的外圍守備，直到他們以「治癒」（更準確一點的說法是，「讓你繼續活著」）為目標的同事終於棄械投降後，安寧照護科醫師才會接手後續的醫護工作。見到他們的時候，你或許會有一種相見恨晚的感覺，因為他們可以讓你在生命的最後階段，免受各種疼痛和不適症狀之苦。

如果想要盡早接受安寧照護科醫師的幫助，你也可以主動出擊。假如你懷疑自己的病況不再適用於傳統醫療，請向你的家庭醫師或其他醫治你的醫師提出疑問，徵詢他們是否有考慮讓你接受安寧照護的想法。這是一個很重要的問題，因為此舉可以讓醫治你的醫師有機會誠實跟你討論你的預後狀況，並為你篩選出願意幫助你及早接受安寧照護的醫師。萬一他們不願讓你接受安寧照護，你可以對他們釋出更多訊息，增加他們為你轉介的意願。比方說，向他們表明，你不會介意他們降低對你使用傳統醫療的比例，因為你知道有越來越多的證據顯示，越早在接受傳統醫療的同時，輔以安寧照護的支持，未來反而更有機會獲得比較好的健康狀態和生活品質。

同時向他們說明，就你個人的觀點來說，讓你免受當下之苦的重要性，就跟「治癒」或「改善」你的健康狀態同等重要。慎防那些用「我們現在還不到接受安寧照護的階段」這類答案，駁回你對安寧照護需求的醫師，聽到這種答覆時，請要求醫師明確告知你，要到「什麼程度」你才會達到可以接受安寧照護的階段。如此一來，未來你若發現自己後續的預後和健康狀態不如預期，才可及早提出這方面的要求，避免不必要的折磨。

至於就安寧照護科醫師本身，請不要選擇視自己的專業為「只有在終止所有的傳統醫療後，才會輪到他上場」的醫師。

整體看來，一個沒在醫學界打滾的人，如果要為自己選出一位好醫師，確實是一件有難度的事。有一位深知醫界內幕，又有人脈的朋友幫你介紹好醫師，當然是最理想的狀態，但這樣的機會實在是可遇不可求，所以多數人才只好轉向搜尋引擎粗略的打探醫師的評價。

這種靠敲敲鍵盤就可以輕易取得的資訊，只能讓你從中約略了解醫師表象的一些資格和特質，例如是不是合格的醫師、有取得哪些認證等，不足以真正用來評斷一位醫師的好壞。就像你在網路上比較飯店和餐廳的評價一樣，每個人在評論醫師時，也都會帶有主觀意識，讓評分有失公正；再者，他們在評論醫師時，有沒有「抓對重點」也是一大問題。舉例來說，如果你的就醫成效主要取決於醫師的高超醫術，那麼你就不會想要給一個態度良好但醫術普通的醫師診治。同樣的，對一位不需要執行太多複雜醫療處置的家庭醫師而言，擁有良好的態度和溝通技巧就會比高超醫術重要。由此可知，除非每位醫師都十項全能，否則在這樣的評斷標準下，別人口中的「好醫師」，也不見得是你需要的「好醫師」。

※

跟選擇醫師相同，每家醫院也都會有其各自的優劣之處。有些醫院可能有卓越的急診醫療服務，在那裡，不論你入院的病症為何，醫療人員都會迅速為你進行評估、處置，然後再將你分配給其他合適的部門進行後續療程。

不過，這間急診醫療服務卓越的醫院，雖然可以快速排除病人的危急狀況，但在處置其他非緊急性的醫療個案，卻不見得同樣得心應手。例如，你想要在手術過後順利康復，除了要考量到院方操刀醫師的醫術，還要考量到手術中麻醉師和其他護理人員的素質，以及院方對病人感染控制和基本支持（如止痛）設備是否完善。也就是說，我們在這裡要討論的醫院，是一個由多方專業構築的一個醫療系統，而你是否可以從中得到良好的醫療處置，就必須看看這個醫療系統在各方面是否可以合作無間。

我們很難準確評估出這個系統的效能，因為幾乎可以斷言，整個系統中的分工比重和貢獻不可能完全平均。不過若想要從整體來評估一個醫療系統是否完善，還是可以從手術的併發症、傷口感染率、住院時間長短和死亡率等醫療成果來評估。然而，在此同時，我們也要記住一點，即使醫院有很多因素都會影響患者到院治療的成果，但其中最重要的因素可能還是跟患者本身的健康狀況有關，它對病患預後的影響，就跟醫院的環境不相上下。

基本上，醫院內有幾個平行運作的系統，能及時解決你醫療問題的醫師和相關專業醫療人員，只是保持這個系統運作的其中一環。病患想要在醫院獲得良好的醫療服務，還得仰賴醫院裡其他工作人員的分工合作，執行安排入院、分配床位、打點三餐、盤點醫療庫存和設備、保持醫院整潔和寄送醫療帳單等事宜，才能支持整個醫院順利運作。

在考量一家醫院是否能讓你獲得最好的就醫成果時，你還必須考慮到整個醫院的醫療支持系統強不強健，畢竟你的主治醫師不可能日以繼夜地守在你床邊。再者，就算你的主治醫師可以做到這點，他也不見得有能力處理你的每一個醫療突發狀況。我這麼說並非是要數落醫師的能力不足，而是本來就沒有一位醫師能夠十項全能；所以在選擇醫院時，請確認你的醫院是否設有實力堅強的緊急應變系統或是緊急醫療小組，且這些團隊一定都要配有高級救護技術員。

雖然醫院是否有通過國家認證，也可以作為你選擇醫院的標準，但是這些認證並不能保證他們確實可以提供你良好的醫療服務。醫院在準備接受認證時，往往會竭盡所能把最好的一面呈現給考核員。他們會粉刷牆壁，把相關的檔案依照日期排列整齊，並在顯眼之處展示他們醫院的政策，甚至突然熱切關注院方對病人的照護是否周到，而這一切的所作所為都是為了成功獲得認證。取得認證後，該間醫院就可以在認證的幾年期效內，頂著通過國家認證的光環。

所以你到底該怎樣選擇一間好醫院？醫療團隊的素質是決定照護品質的主要因素（但你幾乎不可能有管道去評判醫療團隊的好壞）；另外，你還要考慮到你打算從醫院獲得哪些幫助；比方說，你是要動一場非緊急性手術（elective surgery）？做一套精密的身體檢查？抑或是需要進行緊急的醫療處置？當然，醫院的地理位置和費用或許也是你需要考量的部分。

單純就病人死亡率評判一個醫師的好壞或許有失公正，因為死亡率跟他們醫治病人的類型有很大的關係。譬如，如果一位二十歲的年輕人因動了一場骨科小手術而喪命，醫師就得接受嚴密的調查，因為這種事情很罕見。然而，如果同樣的狀況發生在年長病患身上，或許就不會被那麼嚴重看待，端看該位病患的術前健康狀態為何。就心臟手術來說，健康年輕人的術後成果也會比患有多重慢性病的年長病人好，且就手術風險來看，後者或許根本不應該接受這樣的大手術。

選擇一間好醫院著實比選擇一位好醫師難上許多，因為它會牽扯到很多因素，但可以肯定的是，美味餐點和單人病房應該是我們考量的末項。說到選擇一位好醫師，你可以四處打聽醫師的評價，假如你要做的是非緊急性手術，此舉可以大大提升你找到好醫師的機率。盡完一切人事後，接下來我們能做的就是聽天命了。

第十九章

醫療化的悲歌

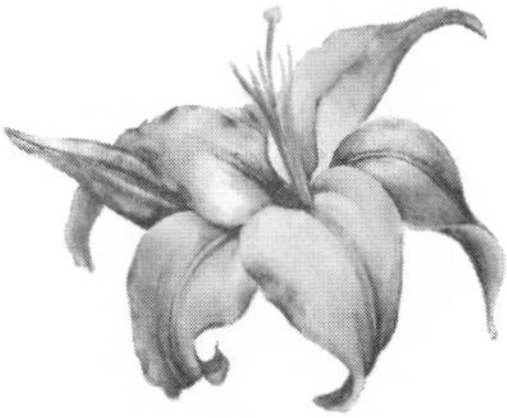

我從小在雪梨南部一座靠近悠威灣（Yowie Bay）的美麗森林裡長大。一九五四年，我的父親用他的軍人身分向國家貸了三千英鎊的錢，在那裡蓋了一間房子。這塊在多年後價值數百萬美元的土地，是我祖父送給我父母的結婚禮物。在我祖父那個年代，他就已經在我們老家的位置上蓋了一個簡樸的小木屋。

那個時候沒有人想要住在薩瑟蘭郡（Sutherland Shire）這種邊疆地帶。對當時從內城搬到這裡的我們一家來說，這裡就像是一塊蠻荒之地。話雖如此，但慢慢地我還是在這裡交到了一些新朋友。彼得．米爾斯就是我的這群新朋友之一，他是我的隔壁鄰居，是他帶我認識了這片土地的奧祕和海灣的美麗。在高中畢業以前我們都常常玩在一起，但後來上了大學，我們就沒有再碰過面。一直到多年之後，彼得突然主動跟我聯繫，我們才又搭上了線。當時彼得已經結婚了，於是我便約了他和他的妻子芭芭拉在一間咖啡店碰面，打算一邊吃早餐，一邊聊聊近況。

一碰面，我們的話匣子就打開了，在開始分享近況之前，我和彼得還忍不住先一塊追憶不少兒時的趣事（希望芭芭拉不會覺得我們冷落了她）。後來，他們夫婦倆給我看了幾張他們女兒和新生孫子──尚恩．哈米許的相片。接著，彼得才又給我看了一張他們兒子的照片，他的名字也叫哈米許，這張照片是他好幾年前離世前拍的。彼得的兒子在十四歲，和他一起在後院工作時，突然因為罕見的心臟疾病猝逝。雖然已事隔多年，彼得在跟我說發生在他們兒子身上的事情時，雙眼還是忍不住盈滿淚水。

儘管當時彼得和芭芭拉兩人都在醫學界工作（彼得是解剖學家，芭芭拉是護士），早已看盡生離死別，但是這樣白髮人送黑髮人的經歷，還是讓他們痛徹心扉。我還記得，最後彼得在把照片從桌上拿起時，看著照片中的哈米許喃喃說道：「孩子不該比父母早死的。」

差不多就在這個時候，我在醫學期刊上看到了一種叫做「複雜性悲傷」（complicated grief）的新疾病。那時有許多「新的疾病」，因為很多博士論文和醫學學者為了做出一些具有原創性的研究，並開創出自己在該領域的權威性，都爭先恐後地為不少病症「命名」。

期刊上說，「複雜性悲傷」是一種有別於「正常悲傷」的狀態，又叫做「延長悲傷障礙」（prolonged grief disorder），因為患者會「持續性的處於一種超乎常規的重度哀傷狀態中」。看到這裡我有個疑問，何謂「常規」，這些專家又是怎麼得到這些「常規」的消息？不僅如此，期刊上又說，這種異常的悲傷狀態通常是出現在失去「多情伴侶」（romantic partner）或是孩子之後。什麼是「多情伴侶」？我想這一點我不予置評，就請你發揮一下自己的想像力，或是從英國六人超現實喜劇劇團「蒙提巨蟒」（Monty Python）的作品中找些靈感……。雖然期刊中不斷強調，「複雜性悲傷」的患者會不斷沉浸在思念、渴望死者的強烈悲傷情緒中，但事實上，這些情緒還是會隨著時間漸漸消散，也就是說，其實它跟「正常」的悲傷情緒根本沒有太大的差異。

信不信由你，今日的科學裡確實存在著這種狀況。這些專家認為，透過核磁共振造影儀（magnetic resonance imaging，MRI），可以清楚看見人們在思及悲傷事件時，大腦產生的變化。所以有了這些圖片的佐證，這套理論就可以成立。如果我們把彼得和芭芭拉送入核磁共振造影儀，然後讓他們在裡面看著哈米許的相片，核磁共振造影儀的顯示器上，肯定會顯示他們大腦的某一處明顯亮起。假如我們召集了一百個跟彼得和芭芭拉一樣的人，然後用同樣的方式，在核磁共振造影儀裡誘發他們的哀傷情緒——你瞧！這樣不就可以讓我們得到一個博士學位，並發表好幾篇論文了嗎？可是倫理委員會怎麼會允許這樣不斷帶給受試者情緒折磨的研究進行，就為了把這種悲傷冠上一個專有名詞？更何況，對任何人來說，在歷經這類事件後，產生這樣的反應再正常不過。

我們可以看到許多年長者在喪偶時悲慟萬分，這很合理；但如果他們的悲傷情緒在伴侶死去好幾個月或好幾年後仍久久未散，那顯然，這就是一個病態的悲傷狀態。

在多數情況下，年過七十，想要自殺的人都有強烈的尋死念頭。亞伯特在吞下過量嗎啡口服液和二十五片安眠藥自殺時，已高齡八十八歲。他不曉得到底要吃下多少量的藥物才能保證他一命嗚呼，所以他把他手邊所有拿得到的藥物統統都吞下了肚。那一天，他的妻子正好逝世一年。他和他的女兒住在一起，他女兒發現他在房內失去意識後，便趕緊打電話叫救護車。急救人員抵達現場，立刻先用一種叫做納洛酮（naloxone）的解麻醉注射液，反轉嗎啡口服液對他的影響。在急救人員為亞伯特施打納洛酮之前，他除了整個人已完全失去意識，他的呼吸和心跳也幾乎完全中止；施打納洛酮之後，他的意識狀態恢復到可以被人喚醒的程度，呼吸和心跳也恢復規律。急救人員為亞伯特戴上氧氣罩，火速送往醫院的急診室搶救。最後亞伯特被救了回來，病況穩定，而現在我們該為他做些什麼？

亞伯特的命運現在落入了整個醫療系統的手中。一開始，醫療系統為他做的事是確保他活下來。這一點並不困難。由於發現得早，處理得宜，嗎啡和安眠藥對亞伯特的影響並不大，急救過後，他的整體狀態穩定，甚至不用呼吸器就可以自行呼吸。亞伯特渾身無力的坐在急診室裡，內心悲憤交加。他的尋死計畫失敗了。他靠向他的女兒，她淚眼婆娑地握著他的手。即便如此，在亞伯特相識將近七十年的妻子離世後，再也沒有什麼東西可以移除他心中的哀傷和寂寞。他既擔心他女兒因他而心慌意亂的模樣，又很氣自己可能失去了唯一有希望成功離開人世的機會。

現在醫療系統將亞伯特歸類為「有自殺風險」的人，必須被周密監控。因為他的女兒必須上班，無法全天候的看照他，所以他需要被安置到特定的機構。亞伯特已經失去了他的妻子，現在他又失去了和他女兒生活在一起，並和兩個孫子相處的時光。

精神科醫師不喜歡到加護病房訪視，他們不太確定自己該對這些因為重大「疾病」失去意識或昏昏沉沉的病人做些什麼。精神科醫師對加護病房的病人做出的建議，幾乎總是不離這類的話：「病人狀況改善時，需要進一步評估狀況，在此期間，應給予他們抗憂鬱藥物。」

許多企圖自殺的病患都沒有所謂的憂鬱症。他們純粹只是哀傷，對人生不抱希望，所以寧願自我了斷，也不想要繼續面對這日復一日的乏味人生。亞伯特就是一例。他不想再活在這個世界上，他已經歷了一年的喪妻之痛。時間並沒有治癒他的傷痛，反而讓他越陷越深。我看到他的時候，他神智清醒，單純只是不想繼續活下去。他八十八歲了，生活無虞，但此刻，他只是不想在沒有他妻子的陪伴下獨活。照我看來，我可以理解亞伯特為什麼想要結束自己的生命，這是一個正常的反應。他只是不知道要怎麼成功做到這一點。在此，我想先簡短的補充說明一下，今日社會上有許多自殺防治團體，在他們令人敬佩的努力下，拯救了很多生命，讓人有機會重新擁抱人生，這一點對正面對重大危機的青壯年人尤為重要。然而，亞伯特的絕望合情合理，我不認為這股深刻的悲傷是一種病態。

亞伯特的精神評估和臨床紀錄詳盡地記述了他的一生。他出生於蘇格蘭，在他七歲的時候，他的母親因得到白喉（diphtheria）而病逝。由於母親早逝，他的童年過得很艱困，成長期間曾受過多位親戚的照顧。十七歲的時候，他加入了英國軍隊，參與過二戰期間的歐洲戰事。三十歲的時候，他和妻子才移居澳洲。

他沒有重大的病理疾病，也不喜歡看醫生。亞伯特一直有抽菸的習慣，直到八年前才戒掉；他也常常飲酒，到快八十歲的時候才改掉這個習慣。精神科醫生也注意到亞伯特的態度和藹可親，意識完全清醒，不過因為他「情緒低落」的表達了「死意」，所以精神科醫師為他下了「存有高度自殘風險」的註解。如果「存有高度自殘風險」意味著想要採取自殺的企圖，那麼他確實如此。問題是，為什麼他會有這樣的想法，我們又採取了什麼行動預防此事發生。

亞伯特的情緒低落有達到病態的標準，還是只是在正常範圍內的心情不好？面對一個不可能挽救的痛苦事件（畢竟，我們不可能讓他的妻子起死回生），他這樣的悲傷是否算是正常的反應？我們該如何治療他的症狀？我們必須二十四小時監控他的一舉一動，但要這樣監控他多久？直到他想開了？直到時間療癒了他？還是抗憂鬱藥物在他身上發揮功效為止？我們很難說得出個所以然來。

截至目前為止，亞伯特的悲傷都被當作是「憂鬱症」在處置，醫院日以繼夜地給予他抗憂鬱藥物，之後他還必須被轉介到可以「周密看管」他的機構。

老年病學科醫師檢查了亞伯特的狀況，說他的神智清醒，沒有任何精神錯亂的情況，而且他的生理狀態良好，可以自理生活起居。儘管如此，住院期間，院方卻基於他有跌倒的風險，不允許他下病床活動。因為過去三個月，我們醫院的跌倒個案數增加，導致住院的跌倒發生率超乎醫院評鑑標準的平均值，受到政府相關單位的關切。為了化解這個狀況，我們決定讓超過八十歲的住院病患都不准任意下床走動。也就是說，整個醫療體制的作為，又為亞伯特帶來另一項重擊，他的情緒變得更低落了。他先前就已經覺得自己是家人的負擔了，現在他甚至還被限制住了行動，就連想要下床走走都成為一種奢望。

一週後，他被送往老年精神病房。亞伯特的年紀很大了，所以「老年」或許符合他的條件，但是「精神病患」這個詞似乎是不太適用於亞伯特。我想，我很能理解亞伯特的悲傷，因為讓他悲傷的原因實在太顯而易見。

即便是今日，有時候我還是會好奇，亞伯特後來怎麼了。最後他有沒有成功逃過旁人的監視離開這個世界？

※

經過審慎考量後，世界衛生組織裡負責壓力相關疾病分類工作的小組成員建議，「延長悲傷障礙」已經成為一種疾病，並將其編寫在《國際疾病分類標準第十一版》（*International Classification of Diseases 11th Revision*）中。目前各方學者還在對此疾病進行實境驗證（field testing），也就是說，如果一位博士生在咖啡店裡看到彼得和芭芭拉給我看哈米許照片的過程，注意到彼得因死去超過二十五年的兒子熱淚盈眶時，就會將他納為該項疾病的研究對象。

現在該疾病也被納入第五版《精神疾病診斷與統計手冊》（The Diagnostic and Statistical Manual of Mental Disorders，DSM-5）中，並獲得一個名為「持續性複雜哀慟障礙症」（persistent complex bereavement disorder）的正式稱號。

這一連串的經過，或許值得我們深思一個更重要的問題，即現代的人「目前社會的常規」到底是什麼？因為超出這個常規之外，你就會被視為有病——一種由學者定義出的疾病，否則這些學者憑什麼定義出所謂的「常規」？我很想問問他們，他們拿得出任何足以支持他們定義的證據嗎？

更令人百思不得其解的是，「有病就要醫」的這個觀念。就「延長悲傷障礙」這個疾病來說，患者需要接受心理或是藥物治療。好吧，至少這類患者不必接受前腦葉白質切除術（lobotomy）或大腦電療法（electroconvulsive therapy）等高風險性的精神病治療，是件可喜可賀的事。醫學界還建議，「延長悲傷障礙」的治療要在病患痛失摯愛的半年內展開，而這樣的建議勢必會為醫療產業帶來另一個全新的局面。現在，「難以善終」已不是我們唯一被醫療化奪取的權利，因為就連我們傷心的權利，也正被它剝奪殆盡。

第二十章

不再視衰老、死亡和臨終為禁忌話題

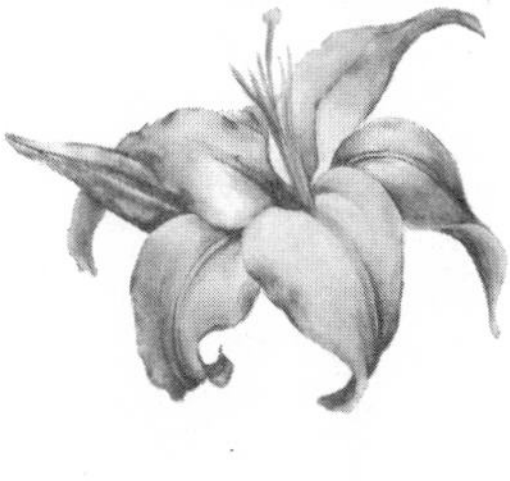

衰老、死亡和臨終是新一代的禁忌話題。儘管它們明明就是人生的必經之途，但是我們卻只敢偷偷摸摸地談論這些話題。這就和十九世紀大家面對性的態度一樣，大庭廣眾下談論這些話題成了一個不得體的舉動。就算真有人提起這些事，但大多也都不會用認真的態度去看待它們。

前南非總統納爾遜．曼德拉（Nelson Mandela）在人生的最後一年，幾乎有大半的時間都待在醫院裡，任由醫療人員對他施加一大堆無用的醫療處置，渾然不知醫療人員的所作所為根本無法擊退老化對他身體造成的必然影響。若要說世界上最能坦誠面對真相的人，肯定非納爾遜．曼德拉莫屬；假如當時醫療人員願意以誠實、坦率的態度解釋他的處境，他生前的最後一段日子或許就不用受這麼多莫須有的折磨。這個不願面對老化的風氣，已經促成了龐大的抗老產業，隨處可見各種以抗老為訴求的保養品、錠劑、手術和生活型態。然而，這種不願面對老化的心態實在荒謬，因為不管你再怎麼不願承認老化是人生的必然結果，它還是會找上我們；當然，死亡和臨終也是一樣，不管你再怎麼不願面對，終有一天你還是必須面對。所以，我們與其避而不談，倒不如正視它們的存在，好好用坦率、務實的態度來談談它們吧！不要因為要談論衰老、臨終和死亡就愁眉苦臉、鬱鬱寡歡，它們本來就是我們日常生活中的一部分；我們不必因為身體衰老而感到羞恥或尷尬，更不用自己一人默默思忖臨終的種種景象。

二〇〇九年，美國總統歐巴馬打算變革美國的健保體制時，更是可以明顯看出眾人對衰老、死亡和臨終議題的忌諱。這項變革中包括了一條新條款，即醫師與病人討論臨終議題，亦可申請健保之補助經費。誠如我稍早在前幾章介紹的，「以件計價」就是美國健保體制的基礎。換句話說，醫師的薪水也取決於他們提供了病人多少的醫療服務；做的醫療服務越多，薪水就越高。因此，難怪接近人生終點的年長病人被送入醫院後，會在人生的最後幾天或幾週，在加護病房裡接受各種維生機器和昂貴的醫療處置——因為醫師獲得補助不一定是「為」病人做了什麼，而是「對」病人做了什麼。在這種體制下，健保支付了大筆的經費給施作無效醫療的醫師，卻沒有支付任何經費給願意花時間坐下來，好好跟病人和家屬談談的醫師。

歐巴馬的新健保體制，就是希望藉著支付醫師與病人討論臨終議題的鐘點費，矯正健保舊制的這項弊病。這只是變革整個健保體制的一小步，但它的確是一個好的開始。這項計畫的出發點，純粹是希望讓願意跟病人討論預設醫療指示這類選項的醫師可以獲得應有的報酬。整體來說，這項舉措合情合理，因為有超過百分之七十的人都想在家裡善終。

健保舊制並未依照患者和照護者的需求設計，大型藥廠、醫師和私人照護機構才是當中的最大受益者。可想而知，推動健保新制時，這些產業的利益就會受到威脅。於是，當初這項變革要推動時，許多既得利益者都群起抗議，出資發起了多起大規模的抗爭運動。

這波反對聲浪中，又以美國共和黨的前阿拉斯加州州長莎拉．裴琳（Sarah Palin）主張的「死亡小組」（death panel）論調鬧得最沸沸揚揚。反對者把這項健保經費補助項目說成是「對長者的惡意攻擊」，宣稱它的目的是要告訴人該怎麼了結自己的生命，還說此舉會導致政府全面支持安樂死，讓那些由官僚人士組成的死亡小組胡亂定人生死。政府會置年長者於死地，讓他們如受德國納粹迫害的猶太人般，被趕盡殺絕。這實在是很諷刺，在美國這片以「自由」聞名的土地上，病人和其家屬竟然沒有辦法討論這項對他們人生有重要意義的問題，因為多數人對死亡方式的選擇權，仍被掌握在少數既得利益者手中。

美國的健保新制除了會造成產業的損失外，還會不討喜的提醒大眾「死亡乃人生必經之途」。這個觀念挑戰了眾人對現代醫學的認知，大多數人都深信，現代醫學創造的奇蹟可以化解老化和死亡對我們的威脅。最終，這筆諮商費用還是從該議案中被撤除，

「死亡小組」一詞更差點讓整個議案和其相關改革戛然而止。

不只是在美國，多數人對臨終的可能性仍充滿恐懼。截至目前為止，英國利物浦市發展出的利物浦臨終照護路徑（The Liverpool Care Pathway for the Dying Patient，LCP）或許是世界上最廣為人引述和接受的臨終照護範例。利物浦臨終照護路徑的宗旨，是要讓重症者有尊嚴的走過人生的最後一段路，為此它建立了一套可以讓臨終病人平靜、安詳離世的照護流程。

可惜後來這個立意良善的照護計畫並沒有持續在英國推動，主要是因為大眾對它的流程產生了很大的疑慮。一則聳動的媒體報導就指出，曾有院方在未經家屬同意下，將重症病人納入利物浦臨終照護路徑，剝奪了他享有飲食和水的基本權利。從這則惹人非議的報導來看，院方在執行這項旨在減緩患者臨終前折磨的臨終照護時，有一定程度的疏漏，因為就算院方的出發點是好的，但在採取行動前還是必須以坦誠、審慎的態度跟家屬說明這項處置。想要落實這項計畫，除了需要有良好的制度規範外，亦需要有完善的人員培訓、公共建設和支持網絡系統。這些資源缺一不可，否則對醫務繁忙的臨床人員來說，他們寧可選擇用傳統醫療的方式快速處理病人眼前的狀況，也不願再花費心力去執行像利物浦臨終照護路徑這類牽涉繁複程序的照護計畫。

這則利物浦臨終照護路徑個案在媒體上引發輿論的程度，跟美國反對者提出的「死亡小組」論調不相上下。在那些唯恐天下不亂的人手中，臨終和死亡的議題總能挑動大眾的敏感神經，引爆恐懼和衝突。許多媒體為了獲得更多的注目，甚至惡意扭曲了利物浦臨終照護路徑的宗旨，僅有少數媒體以中立、謹慎的態度，評論利物浦臨終照護路徑的核心價值。這些少數的媒體認為，儘管此案處置的方式有疏漏之處，但利物浦臨終照護路徑確有其價值，不該以偏概全，剝奪重症患者的權利，況且臨終者本來就應該享有這樣專屬的完善照護服務。

現在我在新南威爾斯大學的團隊，正針對年長者設計了一套預測臨終病程的方法，並把這套評估方法命名為「判斷合適替代照護方案的篩選和分類標準」（Criteria for Screening and Triaging to Appropriate aLternative care，CriSTAL）。這套評估方法，主要是依據病人的病史和簡單的生理機能數據（例如血壓和脈搏）進行評估；另外也囊括了一些可以進一步了解病人整體狀態的檢測方法。我們認為，這套評估方法的最大優勢，就是它可以廣泛應用在所有臨床病人身上，因為它預測病程的重點指標是病人的年齡和衰弱程度（請見第十一章）。

一開始，我們團隊首次對外發表這項評估方法的概念時，就招來跟利物浦臨終照護路徑一樣強烈的媒體關注，不少人將我們設計的評估工具看作是一種判人死刑的「死亡測試」（death test）。值得一提的是，如果一位二十三歲的年輕人，得到了無藥可醫的腦瘤，他開口問醫師的第一句話一定是：「我還有多少時間可活？」可是，就這個年輕腦瘤病人的狀況來說，所有為了預測他臨終病程所做的檢測都不會被視為是「死亡測試」，而是會被視為評估患者預後狀況的重要指標。沒有人會去把可以回答他這個問題的斷層掃描影像和切片結果當作機密、避而不談；醫師一定會依據這些數據告訴病人，他可能還有一年左右的時間可活。這項訊息對病人和其家屬都極為重要，它讓他們可以及早認清自己的處境，並擁有規劃自己人生最後一段日子的機會。同樣的情況當然也適用在年長者身上，我認為醫療人員也有義務把這項訊息傳達給跟這位年輕人有類似狀況的年長病患。我們研究的下一個目標，就是要讓病患和其家屬有機會依照這項訊息，選擇他們度過人生最後一段日子的方式。知道自己來日無多，有些年長病患或許還是會想要反覆入院、接受繁複的醫療處置，甚至不介意人生的最後幾天或幾週內，必須在加護病房裡靠著呼吸器活著。又或者，他們或許會想要在家裡度過人生的最後一段日子；只要他們還是能得到適當的醫療支持，不會因病痛受到太多的折磨，且其家屬也能夠得到喘息照護之類的專業支持。

這是一套直覺式的臨終照護概念，可概略分為三階段，分別為：承認年長者可能來日無多的事實；以坦誠和同理的態度和他們談談臨終議題；並且讓他們能夠思考自己想要用什麼樣的方式度過人生的最後一段日子。落實這樣的照護概念既不用動用到解碼基因這類尖端的科技，也不用對病人施以昂貴的藥物或是醫療處置，更與我們耗費數十億美金打造的醫療資訊系統無關（眾人總是認為，這些醫療資訊系統提供的大數據能讓我們更有效掌控病人的狀況，但事實上，在改善病人照護狀況這方面，它們的實質貢獻少之又少）。再者，就算現代醫學的科技再怎樣日新月異，我們仍需要停下腳步傾聽病人內心的意見，並讓他們有機會為自己的健康和生活做主。

賦予病人和其家屬選擇的權利，是每一個民主和友善社會所追尋的目標；否決病人的選擇權，則無疑是威脅了身為人的獨立自主性。

我們應該不再視衰老、死亡和臨終為禁忌話題，因為不論是對個人或整個社會而言，坦誠面對它們，對我們都是有益無害的。譬如在至親衰老之際，我們可以用更正面、直率的方式討論他們對自己人生的安排；在面對帶有衰老和死亡色彩的議題時，大家會比較樂意參與討論、發表意見。當然最重要的是，這股風氣還可以讓這些討論及早落實在每個人的生活中，讓我們隨著歲月的增長，用更靈活、開放的態度，去設想自己在走到這些階段時所想要的人生面貌。

政府原本用來治療這些病人的經費，在轉為支持這些臨終照護的經費後，亦可在提供病人優質的社區照護服務之餘，降低無效醫療的發生率，為健保省下一大筆可觀的費用，創造「改善臨終生活，減少健保負擔」的雙贏局面。

第二十一章

下一步該往哪走？

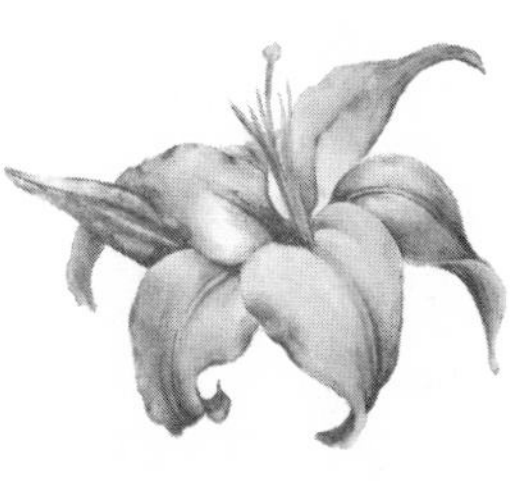

一切都在不知不覺中向我們襲來，讓我們措手不及。儘管每天我們都被鋪天蓋地的醫療奇蹟淹沒，但整個醫療體制卻已經漸漸失去了它的主要功用。現代人越活越老。不只醫療奇蹟對我們衰老的健康狀態起不了多少作用，而且整個醫療體制仍遵循著我們一百多年前創建的原則運行。

醫院慢慢開始以一流的現代醫療保健機構自居，裡頭匯聚了各種新穎的醫療科技和優秀人員。原本位居整個醫療體制核心角色的家庭醫師，現在只是整個醫療體制的邊緣人物，僅醫治一些小病小痛；一旦病人出現什麼大狀況，現行的醫療體制就會要他們把病人轉介給專科醫師。

往日的醫療體制是為只有單一疾病的青壯年打造的，後來醫界人士更依據病症出現的部位，例如：心臟、肺臟、大腦、腸道、骨骼和關節等，各自創建專屬的醫療科別。至此之後，每一位專科醫師所受的訓練、讀的教科書、鑽研的期刊、參加的研討會和相處的同儕，都會只跟他主攻的醫療科別有關；醫療的專業學會和管理機構也會以此為劃分的標準；醫療研究的主題則越來越專注在單一器官的奧祕，而媒體也會依此關注、報導各種突破性的救命醫療。

然而，就在大眾沉浸在醫療奇蹟的浪潮中時，卻沒發現就醫人口已經出現了巨大的變化。現在醫院裡的多數病人都年過七十，其中更有不少人的年紀比這還大上許多，即將走到人生的盡頭。

而今，對這些年長的病人來說，這些依照舊有原則劃分醫療科別的醫療體制，早已不合時宜。

這個狀態就有點像是一九三九年，波蘭騎兵迎戰德國軍隊的景象。當時波蘭的軍事情報單位並沒有告訴波蘭騎兵，德國將以不同型態的軍事武器攻入波蘭；因為德軍除了有機動性高、組織精良的騎兵隊，更有坦克、裝載大砲的卡車和高性能的戰鬥機和轟炸機支援戰力，於是沒有多少天，戰事就結束了。

現在的醫療人員和年長者之間的關係，就跟當時的波蘭軍和德軍有異曲同工之妙。在整個醫療體制還是遵照往日以「單一疾病」的原則分工，將所有科別劃分為「內科」和「外科」兩大科別，然後再依據身體部位細分為不同的專科之際，現在這群被救護車載入醫院的年長病患，身上的病痛卻不只「一種」，而是有「數種」因老化衍生的疾病，讓這些專科醫師根本使不上力。

縱使是老年病學科醫師，也不見得有辦法好好面對這群新占據醫院空間的年長病患。畢竟，他們和其他專科醫師出自同一個培訓體制，所以「讓病人的病況好轉」也是他們行醫的核心目標。因此你會發現，這些醫師就像是宣誓過一般，幾乎誰也不敢跟你提起「臨終」這個話題；也沒有人會跟病人說：「聽著，你的這身病痛可能都是因為你年紀大的關係。」因為這是一種承認自己對病人病況束手無策的行為。所以不少醫師還是持續對這些年長病人施作更多檢測，投予更多藥物，甚至考慮為他們動大手術。

當然，凡事總有例外，還是有一些老年病學科醫師願意成為點破「國王的新衣」的那個人。美國德州大學的詹姆斯・古德溫（James Goodwin）醫師就是其中之一。一九九九年，他在「老年病學和現代醫學的限制」（Geriatrics and the Limits of Modern Medicine）一文中就曾寫到：「我開始覺得，現代醫學對年長者的幫助並不大。」並說，「對五十歲的人施以過度治療（overtreatment）主要是涉及醫療浪費的問題，但對八十歲的人施以過度治療卻涉及侵犯人權。」他呼籲他的同儕，好好想想他們的父母或是摯愛在臨終時的處境：醫療人員在他們身上施加過度治療，甚至是為他們做各種無效的侵入性醫療，讓他們僅能躺在床上，靠著維生機器延續生命，這是多麼令人不忍直視的畫面。絕大多數的醫師都不願意用這種方式度過人生的最後一段日子，但是他們卻依舊將這樣的酷刑強加在他們的病人身上。

可惜古德溫醫師的呼籲，看來並未對現代醫療的行醫策略帶來什麼樣的影響，醫療人員還是把「讓病人的病況好轉」奉為他們行醫的最高指標，所以在醫院裡，你還是常常會看到很多年長的病人，在人生的最後幾週裡，仍因各種無效的醫療處置受盡折磨。

依我之見，除了古溫德醫師的建言之外，還有其他具體的數據可以警醒我們的社會和專科醫師，正視現行醫療模式存在的問題，以及這些問題可能衍生的嚴重後果。

舉例來說，現在醫院裡有將近三分之一的緊急呼叫，都是為了救治臨終的年長病人——這些年長病人身上沒有可以被治癒的疾病，有的只有一副因正常老化而即將回歸塵土的身軀。至於那些順利在醫院的救治下活下來的年長病患，有高達一半會在十二個月內因高齡離世；這些不幸的長者，很多都在出院後，深受類似創傷後壓力症候群的症狀所苦。

這些事實猶如當頭棒喝，清楚告訴我們，不論醫院裡的醫療器材再怎麼先進，醫療人員再怎麼醫術高超，現代醫療終究無法治癒高齡，甚至對它沒有半點成效，但我們卻一直把這些無效的醫療體制施加在這些長者身上，讓他們和其家人飽受折磨。

諷刺的是，絕大多數的醫師在私底下或是在研討會的餐敘上，都承認現代醫學確實有這個問題，而且許多人的家人也曾經深受其害。不過，學界卻幾乎沒有人做這方面的研究（這類研究對社會的意義重大），只有一大堆操弄著大數據、卻對臨床實際運作方式一無所知的研究。這些蒐集大數據的研究人員，坐在辦公室裡榨取著這些數字中的意義，試圖從中找出一些可以解釋某項問題的關聯性，但其成果卻無法解決臨床上碰到的實際狀況。所幸現在醫療研究的方向已經有所轉變，越來越多研究開始就醫療處置本身，來探討這些處置對臨床問題的實用性。

所以我們的下一步該何去何從？大家理所當然會認為，要降低長者在臨終之際的遺憾，就是要將他們轉介給安寧照護醫師。乍看之下，這似乎是個充滿關懷的實際選項：當醫學對年長者無法發揮功效時，就把他們交給安寧照護醫師照顧。

事實上，這個選項可能並非如想像中的那樣實際，因為全世界的安寧照護資源根本不可能照顧到每一位生命即將走到盡頭的長者。另外，安寧照護的宗旨是確保病人在生命末期，不會因為病痛而受到折磨，但是絕大多數長者在晚年並沒有任何疼痛或是不適的症狀。換句話說，醫療並不是他們所需要的東西。他們想要的是，根據自己的意願選擇治療地點；他們想要在親友的陪伴下度過餘生；他們想要保有一定程度的活動力；他們想要有人為他們維持整潔並打理三餐；他們想要擁有尊嚴和驕傲。而這些，全都無關乎醫療。

目前我們照護一位標準病床的病人，一天至少要耗費一千五百澳幣的經費；照護一位加護病房的病人，每天則至少要耗費四千澳幣的經費。假如我們可以發展完善的社區照護服務，不但可以提供這些病患最好的全天候照護支持，更可以大大降低醫療資源耗費在這方面的經費。

未來我們的醫療體制勢必需要大大革新。畢竟在現今情況下，長者才是醫療需求最大的族群，但現在他們接受的許多醫療處置，卻都不符合他們和其家屬的意願和需求，整個醫療體制更因此承受沉重的成本負擔。

因此，請讓我們好好傾聽長者的聲音，了解他們在人生即將謝幕之際，想要的是什麼，不想要的又有哪些，然後根據「他們的」需求，為他們規劃出一套真正符合他們所想要的照護和支持系統。

致謝

我編寫這本書的時候，獲得了很多人的協助。謝謝我學生時代的朋友彼得・米爾斯（Peter Mills）和他的妻子芭芭拉（Barbara）讓我在此分享他們兒子的故事；謝謝我大姨子一家人，特別是保羅（Paul）和朱莉（Julie），讓我記錄丹妮絲（Denise）最後幾個月的生活；謝謝詹姆士・貝瑞爾（James Burrell），他給了我很多關於失智症的建議。我還要特別感謝這些年來每一位曾與我討論過的同儕，他們的意見給了我很多啟發。感謝Allen&Unwin 的全體員工以及我的經紀人瑪格麗特・康諾利（Margaret Connolly），寫這本書的期間，她不但時常為我打氣，還幫助我將本書雕琢成最終的樣貌。

最後，我要由衷感謝我的朋友蘇・威廉斯（Sue Williams）和我的妻子芭比・芭拉斯（Bobbi Ballas），在這條路上多虧有她們的激勵，我才能一直不忘初衷、勇往直前。

Ciel

優雅的告別：現代醫療對我們是恩惠還是折磨？

A Good Life to the End:
Taking control of our inevitable journey through ageing and death

作　　者—肯・修曼（Ken Hillman）
譯　　者—王念慈
發 行 人—王春申
總 編 輯—李進文
編輯指導—林明昌
主　　編—邱靖絨
校　　對—楊蕙苓
封面設計—江孟達

業務經理—陳英哲
行銷企劃—葉宜如
出版發行—臺灣商務印書館股份有限公司
23141 新北市新店區民權路 108-3 號 5 樓（同門市地址）
電話：(02)8667-3712　傳真：(02)8667-3709
讀者服務專線：0800056196
郵撥：0000165-1
E-mail：ecptw@cptw.com.tw
網路書店網址：www.cptw.com.tw
Facebook：facebook.com.tw/ecptw

局版北市業字第 993 號
初版一刷：2018 年 9 月
印刷：沈氏藝術印刷股份有限公司
定價：新台幣 350 元
法律顧問—何一芃律師事務所

國家圖書館出版品預行編目(CIP)資料

優雅的告別：現代醫療對我們是恩惠還是折磨？/ 肯.修曼(Ken Hillman)著；王念慈譯. -- 初版.
-- 新北市：臺灣商務, 2018.09
面； 公分. -- (Ciel)

譯自：A good life to the end : Taking control of our inevitable journey through ageing and death

ISBN 978-957-05-3165-7(平裝)

1.醫療服務 2.安寧照護 3.重症護理 4.老化

419.825 10701259